CONTRIBUTION A L'ÉTUDE

DE LA

SUPPURATION
DANS LA GRIPPE

PAR

Gustave REDUREAU

DOCTEUR EN MÉDECINE DE LA FACULTÉ DE PARIS

PARIS

OLLIER-HENRY, LIBRAIRE-ÉDITEUR

11, 13, Rue de l'École-de-Médecine

—

1891

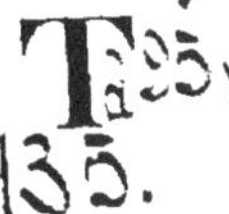

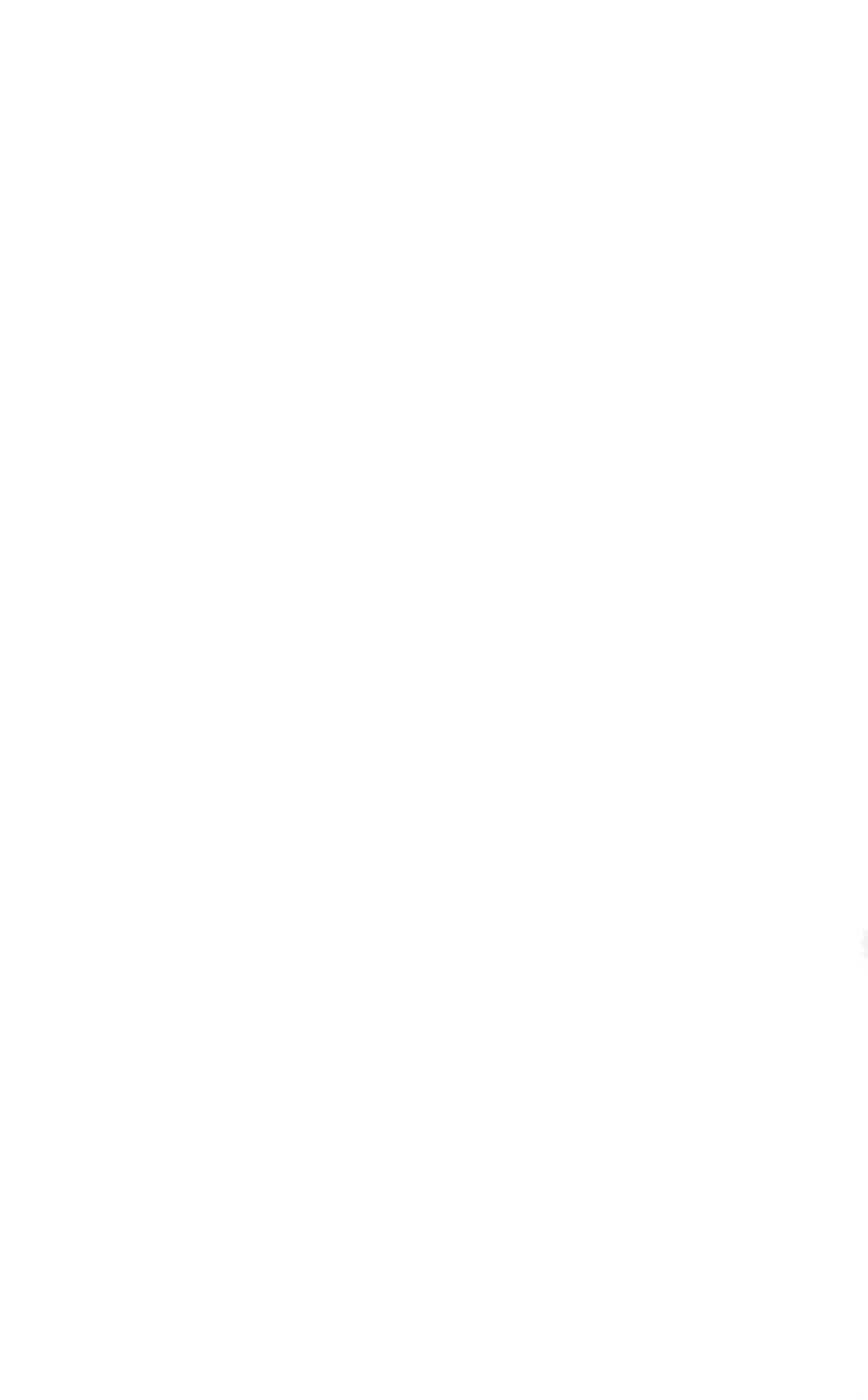

CONTRIBUTION A L'ÉTUDE

DE LA

SUPPURATION

DANS LA GRIPPE

PAR

Gustave REDUREAU

DOCTEUR EN MÉDECINE DE LA FACULTÉ DE PARIS

PARIS

OLLIER-HENRY, LIBRAIRE-ÉDITEUR

11, 13, Rue de l'École-de-Médecine

—

1891

A LA MÉMOIRE DE MA MÈRE

A MES PARENTS

A MES AMIS

A MON PRÉSIDENT DE THÈSE

MONSIEUR LE DOCTEUR LE DENTU

Professeur de clinique chirurgicale
Membre de l'Académie de médecine
Chevalier de la Légion d'honneur

A MONSIEUR LE DOCTEUR H. HERVOUET

Professeur de clinique médicale
Médecin des hôpitaux

A MES MAITRES

MESSIEURS LES DOCTEURS PROFESSEURS
A L'ÉCOLE DE MÉDECINE DE NANTES

Médecins et chirurgiens des hôpitaux de Nantes

CONTRIBUTION A L'ÉTUDE

DE LA SUPPURATION

DANS LA GRIPPE

INTRODUCTION

La dernière épidémie de grippe a déjà été l'objet de nombreux travaux de la part des observateurs qui l'ont étudiée dans ses diverses manifestations cliniques, tant en France qu'à l'étranger. Les journaux de Vienne, de Berlin, de Saint-Pétersbourg, de Paris et de la province, nous ont fait connaître sa marche, son cortège de symptômes et les désordres qu'a laissé son passage dans l'économie.

Malgré ces nombreuses publications, et bien que notre travail vienne à une heure tardive, nous avons cru, après les communications faites par M. le professeur Verneuil à l'Académie de médecine, qu'il ne serait pas sans intérêt de réunir quelques observations inédites sur les complications chirurgicales de la grippe, et de les ajouter aux faits déjà connus.

Le cadre même du sujet ne nous a pas permis de nous éloigner sensiblement de la voie prise par nos devanciers. Nous avons donc essayé, tout en suivant des sentiers battus, de donner à notre étude un tour original et aussi personnel que possible.

Après un court historique qui est plutôt un complément de ceux relatés dans les thèses de MM. Jarre et Lehmann nous exposerons la marche de la maladie, ses caractères cliniques, infectieux et contagieux. L'étude de la pathogénie nous arrêtera plus longtemps. Nous terminerons par un court chapitre sur les voies de pénétration suivies par l'élément pathogène de la grippe.

Avant d'entrer dans les développements que comporte notre sujet, qu'il nous soit permis d'adresser tous nos remerciements à M. le professeur Le Dentu, pour l'honneur qu'il nous fait en acceptant la présidence de notre thèse.

Nous sommes heureux d'exprimer ici toute notre reconnaissance à notre cher maître, M. le professeur Hervouët qui a bien voulu nous inspirer cette thèse et dont les conseils éclairés et bienveillants nous ont guidé pendant toute la durée de nos études.

Que MM. les Drs : Laënnec, de Larabrie, Poisson, Polo, O'Neill, Sourice et Fleury, veuillent bien accepter l'hommage de notre respectueuse gratitude pour l'empressement qu'ils ont mis à nous fournir les éléments utiles à notre travail.

Tous nos remerciements à notre excellent ami, Henri Sureau, qui a bien voulu augmenter, par son concours, le nombre de nos observations.

Que notre cher ami, Urbain Monnier, dont la sollicitude et l'inaltérable dévouement ne nous ont jamais fait défaut, reçoive le témoignage public de notre sincère affection.

CHAPITRE PREMIER

L'origine des maladies catarrhales, si l'on en croit les Archives médicales du temps passé, ne remonte pas au delà du XIIIe siècle. La première épidémie dont il soit fait mention depuis le commencement de l'ère chrétienne, est celle du mois d'août 1237, que l'on trouve notée dans la chronique des Frères mineurs.

Nous n'entreprendrons pas ici l'historique des diverses épidémies, qui sous des noms différents ont parcouru l'Europe. Leur exposé a été fait à plusieurs reprises et les détails que l'on y trouve rendent superflue une nouvelle description. Nous nous bornerons aux seules particularités intéressantes pour le travail que nous avons entrepris ; c'est-à-dire les diverses manifestations suppuratives que les auteurs ont signalées à la suite de ces épidémies.

Les communications de M. Verneuil à l'Académie de médecine, ont attiré notre attention sur ce point, encore peu connu, de l'histoire de la grippe. Nous avons été devancé dans ce travail par MM. Jarre et Lehmann, qui dans leur thèse de Doctorat ont donné un exposé assez exact des complications relatées par les auteurs anciens et de celles survenues dans la dernière épidémie.

Nous nous contenterons donc, au point de vue historique, de compléter quelques lacunes avec les données que nous avons trouvé çà et là dans nos recherches bibliographiques ; et d'exposer les faits qui nous sont personnels.

Bockelius, au dire d'Ozanam, semble le premier qui ait signalé ces complications dans son ouvrage intitulé : *synopis novi morbi quem plerique catarrham febrilem vel febrem catarrhosan vocant.* Il décrit ainsi une épidémie qui sévissait en Allemagne en 1580 : « La fièvre était irrégulière, avec frisson et chaleur récurrente : dans le progrès il survenait un enrouement avec toux continuelle et fatigante, mal de gorge, chaleur brûlante à la région précordiale, âpreté à la gorge et au larynx, coryza avec ulcérations des narines. D'autres avaient des fluxions aux oreilles, avec écoulements purulents, douleur au col et aux épaules, soif ardente, inappétence... »

Au printemps de 1690, on vit paraître à Modène une quantité considérable de fièvres dans les lieux qui avaient été le plus exposés aux inondations. Un certain nombre de malades ayant eu la fièvre pendant longtemps : « Il leur survint, dit le chroniqueur, des parotides, qui passant en suppuration, jugeaient la maladie. »

Le même auteur parlant d'une épidémie qui sévissait dans la province de Hesse en 1695, ajoute : au solstice d'été, il survint à plusieurs des ulcères aux oreilles, qui passant en suppuration, se guérissaient d'eux-mêmes, ou par l'usage des sudorifiques et des balsamiques.

On trouve dans une relation de la constitution épidémique de Berlin en 1696, la description d'un symptôme particulier consistant en une tumeur volumineuse siégeant sous le maxillaire inférieur. Cette tumeur rendait la mâchoire immobile pendant quelques jours et s'ouvrait intérieurement.

Toutes les complications que nous venons de voir se

retrouvent invariablement dans chaque épidémie. C'est ainsi que Huxham en 1733 observe chez ses malades : des douleurs aiguës dans le méat auditif, où il se forme assez souvent des abcès.

En 1762 Razoux, médecin à Nîmes, décrit ainsi une épidémie, qu'il appelle baraquette, grippe, petit courrier :

« Une douleur aux sinus frontaux, les yeux troubles humides et larmoyants, les paupières pesantes et comme gorgées; éternuments fréquents, enchifrènement considérable, perte totale de l'odorat et écoulement par le nez d'une humeur d'abord très limpide et abondante, qui s'épaississait ensuite, et devenait successivement verte, jaune et blanche. »

Lepecq vit régner dans la basse Normandie pendant l'hiver de 1769 des fièvres catarrhales accompagnées de douleurs d'oreilles. Au bout d'une vingtaine de jours, il en sortait un écoulement sanieux, qui jugeait la maladie.

La grande épidémie de 1775, ne fut pas plus fertile que les précédentes en complications. Stoll parle de douleurs d'oreilles où il se formait parfois un abcès critique. Heberden et Baker citent des otites. Quelques années plus tard, en 1780, Saillant décrit les mêmes complications : « Les malades avaient des douleurs de tête très aiguës, accompagnées de larmoiement et des douleurs d'oreilles violentes, qui cédaient difficilement aux émollients et ne s'apaisaient que par l'excrétion d'une sérosité abondante et extrêmement fétide par les oreilles et d'un mucus très épais par les narines: quelquefois le coryza était accompagné de surdité. »

Ainsi : otites, parotidites, coryza, telles sont les seules complications indiquées nettement par les auteurs. On trouve bien çà et là dans leurs descriptions, l'existence d'arthrites, d'ophtalmies, de pleurésies, de pneumonies, mais dans des termes vagues, n'indiquant pas jusqu'à quel point ont été poussées les lésions et si elles ont abouti à la purulence.

Il faut citer cependant en 1743, certaines autopsies dûes à Sauvages : « Les vieillards étaient attaqués beaucoup plus vivement que les autres, et aux symptômes habituels se joignait un sifflement de poitrine avant-coureur de la mort qui les emportait le neuvième ou le onzième jour. Les poumons étaient alors gangrénés et gorgés de sang. »

Et ailleurs : L'ouverture des cadavres présente ordinairement la trachée et les bronches enduites d'une matière muqueuse, gluante, quelquefois puriforme, les glandes trachéales phlogosées, la membrane interne de ces parties enflammées, les vésicules pulmonaires boursouflées, le parenchyme du poumon hépatisé, œdémateux, enduit d'une croûte gélatineuse et quelquefois desséchée ; les vaisseaux engorgés et variqueux. Enfin on a remarqué dans ce viscère, tous les signes d'une violente pneumonie, des adhérences, des abcès, des ulcères, des tubercules, des infiltrations purulentes et même la gangrène. »

A partir du milieu du XVIIIe siècle, il s'écoule une longue période, pendant laquelle les constitutions épidémiques se succèdent sans apporter de documents nouveaux à ceux que nous connaissons. Il faut arriver au XIXe siècle, pour renouer le fil interrompu de cette longue énumération, encore la grande épidémie de 1830-1837 n'offre-t-elle que des lésions banales : névralgies, rhumatismes, ophthalmies, otites, angines, pleurésies, diarrhées.

Nonat constate sur les malades qui ont succombés à la pneumonie, la présence dans les bronches de fausses membranes molles, entourées d'une matière purulente, et paraissant infiltrées de la même matière.

Brochin, dans son article : *catarrhe*, du *Dictionnaire Encyclopédique des Sciences Médicales*, cite une épidémie survenue en 1865 à Montauban et à Villeneuve, dans laquelle l'affection d'abord franchement catarrhale se transforma bientôt en une épidémie d'ophtalmie purulente grave.

Dans plusieurs communes de l'arrondissement de Saint-Jean de Maurienne, la maladie atteignait la plupart des enfants : tant que l'ophtalmie restait franchement catarrhale, elle était sans gravité, mais dans quelques cas, elle se transformait en ophtalmie purulente, dont les dangers ne pouvaient pas être conjurés à temps.

Quelques auteurs enfin, Ozanam entre autres, rapportent des complications plus étranges, ce sont des blennorrhagies épidémiques, se manifestant sous l'influence de certaines constitutions médicales épidémiques ou saisonnières, et consistant en des écoulements qui duraient quelques jours et guérissaient en général spontanément.

Cette dernière assertion semble ne devoir être accueillie qu'avec réserve : les faits ne paraissant pas établis d'une façon bien authentique.

Nous touchons enfin aux épidémies récentes, qui au point de vue de la purulence, ont fait entrer la grippe dans une nouvelle phase. Le premier pas a été fait en

1880 par M. Richet, qui eut l'occasion d'observer à l'Hôtel-Dieu, chez une femme de trente ans, une complication curieuse de la grippe.

Cette femme entrée à l'hôpital à la fin de décembre 1879 pour une bronchite généralisée, présenta un gonflement du tiers inférieur de la cuisse gauche, accompagné d'une douleur violente. L'incision donna issue à du pus collecté entre une large surface du périoste décolé et le fémur. L'autopsie permit de constater au niveau de l'abcès, une dénudation de tout le tiers inférieur de l'os, avec épaississement du périoste.

M. Ménétrier dans sa thèse de 1887, *Grippe et pneumonie*, rapporte des observations de fausses membranes purulentes dans la plèvre, de pneumonies à foyers de ramollissement, dont l'une accompagnée d'une arthrite suppurée de l'épaule droite et du genou.

Au mois de mars dernier, M. Jarre, dans une thèse déjà citée, exposait un certain nombre d'observations détaillées de complications suppuratives de la grippe. C'était le premier travail complet sur ce sujet assez peu exploité dans les épidémies antérieures. La thèse plus récente de M. Lehmann a encore agrandi le champ des observations.

Dans la séance du 6 mai 1890, M. Verneuil donnait connaissance, à l'Académie de médecine, d'un travail destiné à appeler l'attention sur certaines complications chirurgicales de la grippe. Après avoir exposé longuement plusieurs cas indiscutables de formation d'abcès ou d'épanchements cavitaires et de complications de plaies chirurgicales survenus dans le cours de l'épidémie, l'illustre professeur ajoutait : « Avec le petit nombre d'observations dont je dispose, je n'ai pas la prétention d'épuiser le sujet, je me suis proposé plutôt d'appeler l'attention et de provoquer la publication de documents nouveaux. »

Devant l'appel fait par une voix aussi autorisée, nous nous sommes souvenus de quelques cas observés par nous dans la dernière épidémie. Il nous a paru utile de les rassembler, en y ajoutant toutes les manifestations diverses du processus suppuratif qui paraissaient se rattacher d'une manière indiscutable ou du moins très probable à une origine grippale.

Nos efforts n'auront pas été inutiles, si malgré ces imperfections, notre travail a pu ajouter quelques éléments nouveaux propres à élucider la question encore obscure de l'étiologie de la grippe et de ses complications.

CHAPITRE II

Nous avons signalé rapidement dans notre exposé historique, quelques-unes des épidémies qui ont sévi sur l'Europe dans les siècles précédents. Nous allons jeter un coup d'œil sur la marche qu'a suivie la grippe en 1889, et sur ses manifestations cliniques. Une courte discussion sur le caractère infectieux et contagieux de la maladie, complètera ce chapitre.

Le point de départ de la dernière épidémie semble avoir été le bassin oriental de la Méditerranée. Cantonnée depuis 1861 dans la Syrie, la dengue sortait brusquement de ses limites, envahissant successivement Chypre, Rhodes, Syra, les îles de l'Archipel grec et Smyrne. Depuis un certain nombre d'années, on avait remarqué sa tendance à se propager aux régions plus tempérées. Aussi éclatait-elle bientôt avec violence à Constantinople, à Salonique et à Athènes.

M. de Brun, dans son rapport sur la Fièvre Dengue en 1889, estimait que la nouvelle étape franchie par la maladie était une des dernières la séparant de nos frontières. Les événements devaient bientôt montrer le bien fondé de cette assertion.

Après avoir envahi la Turquie et la Grèce, elle apparait à Bokhara dans le courant de l'année 1888, pour y rester cantonnée pendant près d'un an. Ce foyer semble avoir été le point de départ de la maladie qui en est sortie en suivant des itinéraires opposés. Vers l'orient, elle a gagné successivement Merv, Askhabad et le Khorassan. Le 15 décembre, elle est signalée dans la capitale de la Perse et à Tauris dans la deuxième quinzaine de janvier. Du côté de l'Occident, elle se propage dans le courant d'octobre à Viatka, et le 11 elle est à Saint-Pétersbourg. Tomsk et la Sibérie n'échappent pas au fléau.

De Saint-Pétersbourg ce dernier continue sa marche à travers l'Europe, et se montre à quelques jours d'intervalle, à Copenhague, Berlin, Munich, Vienne, Berne, Paris, Londres, Rome et Madrid.

L'apparition si soudaine d'une constitution médicale présentant des caractères cliniques notablement différents de ceux que l'on était habitué à trouver dans la grippe ordinaire, devait nécessairement amener des divergences d'opinion et des discussions sur le caractère de cette nouvelle épidémie. Les uns n'observant pas le catarrhe pulmonaire dont s'accompagne la grippe, ne voulaient pas lui donner cette appellation, les autres relevant chez les malades la prostration du début, des éruptions scarlatiniformes, le rash, l'aspect de la gorge offrant une rougeur diffuse du voile du palais, le caractère rhumatoïde de l'affection, voulaient en faire une manifestation de la Dengue.

L'accord a été long à se faire ; il paraît cependant hors de doute aujourd'hui que nous avons eu affaire à une forme de grippe un peu spéciale.

La Dengue, que l'on peut appeler grippe des pays chauds, est une maladie protéiforme et dont les aspects varient sous les tropiques et sur les bords de la Méditerranée. Il ne nous semble pas irrationnel d'admettre que le climat tempéré et froid a imprimé à la Dengue une modalité différente et atténué ses manifestations et sa durée. Les accidents provoqués par la dernière épidémie de grippe ont été remarquables pas leur peu de durée et leur bénignité. C'est même cette conviction répandue dans le public qui a fait accepter à Paris et dans les grandes villes la maladie comme peu dangereuse. L'expérience devait prouver que si la grippe en elle-même est inoffensive, ses complications peuvent être désastreuses, et la mortalité très élevée observée à Paris en a été la preuve convaincante.

Nous admettrons donc que la dernière épidémie de grippe n'a été qu'une modification de la Dengue observée depuis un certain nombre d'années en Asie. Tout concourt pour nous fortifier dans cette idée : le voisinage d'un foyer d'infection gagnant chaque année du côté de l'Europe, la similitude des symptômes observés et les caractères différentiels présentés par la dernière épidémie avec les précédentes. Nous aurons l'occasion d'en relever un certain nombre dans le cours de cette étude.

Quelle a été la symptomatologie habituelle de la grippe? La durée d'incubation a été d'environ deux jours, au dire de M. Mendelsshon de Saint-Pétersbourg ; la période prodromique très courte, et la maladie, caractérisée par une faiblesse générale, douleurs à la tête, frissons, etc. On observait ensuite de l'abattement, des douleurs aux reins et dans les extrémités, parfois des vertiges et même des évanouissements, des hypéresthésies et surtout la fièvre. La température a souvent monté à 40° et jusqu'à 40°,5, pour baisser parfois dès le lendemain. La maladie durait de un à six jours.

Cependant cet aspect clinique a beaucoup varié, si l'on s'en rapporte aux conclusions émises.

M. Dujardin-Beaumetz disait à l'Académie de Médecine le 17 décembre 1889 : « L'épidémie que nous observons s'éloigne de l'ensemble morbide auquel, depuis bien des années, nous avions attribué le nom de grippe. L'élément catarrhal y fait presque complètement défaut : ce qui domine, ce sont les phénomènes nerveux, gastro-intestinaux et l'apparition d'exanthèmes et même d'énanthèmes. Je crois pouvoir affirmer que dans certains cas, en effet, il se fait, sans doute, sur la muqueuse gastro-intestinale, des éruptions analogues à celles de la peau, ce qui entraîne une intolérance et une irritabilité très grande de cette muqueuse. Donc en présence de ces deux maladies, influenza dans le nord, dengue dans le midi, on est en droit de se demander quelles sont les relations qui existent entre ces deux affections, et si l'on ne devrait pas attribuer une origine commune à ces deux épidémies. »

M. Bucquoy ajoutait dans la même séance : « Depuis huit jours j'observe une épidémie d'influenza qui ne ressemble en rien aux grippes que j'ai pu voir jusqu'ici... Les malades se plaignent du mal de tête, de brisement dans les membres inférieurs ; pas de toux, figure tantôt rouge, tantôt pâle, suivant qu'ils ont ou non la fièvre : pas de phénomènes catarrhaux, mais le lendemain une rougeur du voile du palais, presque toujours l'indice de l'éruption cutanée. Mes malades présentent, en effet, le rash le plus évident des mains et une éruption surtout au niveau de la poitrine...

Je ne puis me défendre en présence de deux épidémies, l'une qui vient du nord, l'autre du midi, de me demander s'il n'y a pas des rapports entre elle... »

Dans le numéro du 12 mai 1890, de la *Gazette Médicale de Nantes*, la commission nommée par la Société de Médecine pour étudier la dernière épidémie de Grippe, s'exprimait ainsi : « Nous ne connaissions guère, il faut l'avouer, ces céphalées violentes, cette prostration, cette adynamie profonde, cette courbature, tous ces accidents nerveux bizarres, cette évolution particulière, la longueur de la convalescence. Bref, pour le plus grand nombre des médecins de notre région, il s'agissait d'un mal distinct, non habituellement observé... Maintes fois nous avons entendu même de la bouche de ceux qui d'abord croyaient le plus à la grippe, cette réflexion très juste : « Décidément ce n'est pas notre grippe : ce n'est pas ce que nous avions coutume d'observer sous ce nom. »

On est parvenu cependant, malgré ces formes anormales, à déterminer plusieurs types suivant lesquels s'est faite l'évolution de la grippe dans ses manifestations ordinaires. Ces types peuvent se ramener à trois principaux d'après l'avis général, et en particulier d'après MM. Huchard, Peter, Mendelsshon et Duflocq. Ce sont : 1° La grippe broncho-pulmonaire ou thoracique. 2° La grippe gastro-intestinale ou abdominale. 3° La grippe nerveuse. M. Huchard qui a insisté dans ses cliniques à l'hôpital Bichat, sur ces différentes formes de la grippe, admet un quatrième type, qu'il appelle grippe cardiaque; ce dernier peut rentrer dans le type thoracique.

1° *Grippe thoracique.* — Cette forme comporte la bronchite catarrhale, le rhume de cerveau, la conjonctivite. Ces symptômes accompagnés de fièvre ont souvent augmenté après la disparition de cette dernière et duré pendant toute la convalescence. La variété bronchique a toujours été sans gravité tant qu'elle s'est localisée à la trachée et aux grosses bronches, il n'en a pas été de même quand la bronchite est devenue capillaire. On a observé souvent de véritables hémoptysies caractérisées par le rejet d'une quantité plus ou moins considérable de sang rouge, rutilant, le plus souvent privé de bulles d'air. Ces congestions actives se compliquaient parfois d'œdème pulmonaire, avec râles fins, envahissant rapidement de bas en haut la totalité du poumon. A côté de congestions aiguës, de pneumonies lobaires ou lobulaires, on a vu des congestions pulmonaires et des pneumonies vagoparalytiques. Les observations de pneumonie ont été recueillies en grand nombre dans le cours de la dernière épidémie : nous aurons nous-mêmes l'occasion d'en citer un certain nombre avec autopsie.

M. Huchard a cité des cas à forme grave terminés par la mort : « Il y a, dit-il, dans les affections chroniques des bronches, une sorte d'asystolie, ou bronchoplégie, à laquelle les malades succombent rapidement. Cet état parétique complique fréquemment, avec une grande rapidité, des affections thoraciques qui paraissaient bénignes jusque-là, et il rend compte ainsi, en grande partie, de ces terminaisons rapides et inopinées qui nous déconcertent souvent dans les épidémies grippales.

Plus loin, dans un paragraphe consacré à la grippe cardiaque, il s'exprime ainsi : « La grippe cardiaque se manifeste par des lipothymies, un état syncopal, des syncopes qui peuvent être mortelles, par un état de lenteur du pouls, par des accès d'arythmie ou d'intermittence cardiaque, et quelquefois même par des accidents douloureux ressemblant à l'angine de poitrine. »

Nous aurons occasion de revenir sur ce point quand nous traiterons du caractère infectieux de la grippe.

2° *Grippe abdominale.* — Cette évolution a été une des plus fréquentes et des plus longues de la maladie. Après un début catarrhal des plus net, l'aspect symptomatique changeait peu à peu, et présentait au bout de quelques jours tous les caractères d'un état typhique souvent insidieux et sans courbes thermiques très élevées. Dans ces cas les malades avaient pendant des semaines, la langue couverte d'un épais enduit saburral, avec inappétence absolue. Des douleurs musculaires se faisaient sentir dans les jambes et la région lombaire; le foie et la rate étaient gros; les urines rares, quelquefois albumineuses, les selles fétides, et la prostration complète. M. Huchard a constaté dans ces cas, à l'examen des urines, une diminution considérable des phosphates et de l'acide phosphorique.

3° *Grippe nerveuse.* — Tous ceux qui ont observé un certain nombre de cas de grippe ont été frappés de la dépression nerveuse, de l'asthénie, qui semble avoir été le caractère dominant de la maladie. En dehors du cortège habituel de la période d'invasion, délire fébrile, inquiétude, agitation nerveuse, céphalalgie, rachialgie ou arthralgie, on a vu des malades tomber presque subitement dans une prostration complète et y rester pendant plusieurs jours.

M. Hervouët, dans son rapport sur l'épidémie de grippe, cite plusieurs cas dans lesquels le taux de la mentalité est resté très abaissé pendant plusieurs semaines, et où une mélancolie peu en rapport avec les troubles organiques et les souffrances réelles des malades a parfois porté l'alarme dans certaines familles.

M. le professeur Trastour a cité l'exemple suivant : une femme fut atteinte, vers la fin de sa grippe, de troubles mentaux d'une haute gravité, comparables à la manie aiguë ; la malade devenait si difficile à garder et incommodait tellement les voisins par le bruit de son délire que le propriétaire de la maison qu'elle habitait réclamait son expulsion. Tout ce désordre disparut au bout de huit jours, coïncidemment avec l'apparition d'une hémorrhagie utérine qu'on pourrait qualifier de critique.

Une idiote épileptique de l'hospice Saint-Jacques atteinte d'influenza, avec broncho-pneumonie double guérit de cette grave complication, mais fut prise ensuite d'un délire assez singulier qui dura quinze jours.

Les exemples ne manquent pas; ce que nous venons de dire suffit pour montrer que l'atteinte du système nerveux a été très généralement reconnue et signalée. On pourra, du reste, consulter avec fruit les observations rapportées par M. Duflocq dans son travail sur les variétés cliniques de la grippe à Paris.

La grippe est-elle une maladie infectieuse? Si l'on s'en

tient à la définition stricte, qui ne reconnaît comme infectieuses que les affections dues à la pénétration dans l'organisme d'êtres organisés générateurs de la maladie, on peut soutenir avec quelque vraisemblance, que la grippe ne rentre pas dans ce cadre. Jusqu'à ce jour du moins, la question du microbe pathogène de la grippe ne semble pas élucidée.

M. Jolles, professeur de bactériologie de l'université de Wurtzbourg, a bien prétendu avoir découvert le bacille de l'influenza, dans les expectorations de la pneumonie consécutive aux premières atteintes de l'épidémie de 1889; mais ses observations sont restées isolées, et n'ont pu être corroborées, malgré les nombreuses recherches faites dans ce sens. MM. Jaccoud, Ménétrier, Letulle, Bouchard, Vaillard, Vincent et Chantemesse en France, Kollmann en Allemagne, Weischelbaum, Grüber, Kundrat à Vienne, n'ont trouvé à l'autopsie des malades morts de pneumonie, de bronchite capillaire ou de pyohémie, que des microbes vulgaires : le microbe lancéolé de Talamon, les staphylocoques albus et aureus, le streptocoque pyogène, le pneumocoque encapsulé de Friedlander.

Pourtant malgré cette lacune, bien peu nombreux sont les dissidents qui contestent aujourd'hui à la grippe son caractère infectieux.

C'est, qu'en effet, la grippe, dans les manifestations diverses qu'elle a présenté, s'est toujours comportée comme une maladie nettement infectieuse. Nous en trouvons des preuves multiples dans l'analyse de ses formes cliniques. On doit surtout signaler la faiblesse qui a atteint un degré tout à fait inaccoutumé après une fièvre de vingt-quatre heures, ainsi que la coloration subictérique de la conjonctive, et souvent aussi de la peau. La diminution de richesse du sang en hémoglobine et l'accroissement de volume de la rate ont été signalés par un grand nombre d'auteurs. La tendance, aux hémorrhagies (épistaxis, hématuries, purpura), ainsi que l'hyperhémie des muqueuses et de la peau semblent prouver que l'agent infectieux agissait à la fois sur le sang et sur les parois vasculaires. La syncope, l'adynamie, la production des névrites, les troubles mentaux divers qui ont été observés, peuvent être rattachés avec quelque vraisemblance aux produits sécrétés par l'agent pathogène. Les troubles signalés du côté du cœur et qui ont fait décrire la grippe cardiaque comme un type spécial, sont de nature à corroborer l'opinion émise sur la nature de la maladie. Les cas nombreux de suppuration recueillis de tous côtés, et nous en possédons un certain nombre, sont une dernière preuve en faveur de la grippe infectieuse.

Les avis ont été partagés sur le mode de propagation de la dernière épidémie. Est-ce une maladie purement épidémique, ou est-elle transmissible de l'homme malade à l'homme sain?

Les circonstances dans lesquelles s'est propagée la maladie ne sont pas favorables aux partisans de la première hypothèse. En effet, l'évolution de la grippe a eu lieu dans la saison froide, en décembre et janvier surtout. Pendant tout ce temps le thermomètre a oscillé entre quelques degrés au-dessus et au-dessous de zéro. Les perturbations atmosphériques n'ont eu rien que de très normal, et l'hiver a été relativement doux. Nous sommes loin des conditions climatériques qui favorisent à un si haut degré l'apparition des épidémies graves, le choléra, par exemple, qui se montre presque toujours au moment des fortes chaleurs de l'été.

Cependant nous n'entendons pas refuser à la grippe la faculté de se transmettre autrement que par le contact direct de l'homme contaminé à l'homme sain. Dans sa marche d'une rapidité extraordinaire, elle a envahi les capitales de l'Europe en quelques jours. Aussi sommes-nous portés à admettre une influence climatérique qui pourrait à elle seule expliquer cette propagation rapide. Mais la rapidité de l'explosion de l'épidémie n'exclut pas la contagion, et nous pouvons citer les chiffres énormes de 60.000 malades, relevés à Vienne en 1729, et de 40.000 à Saint-Pétersbourg en 1782. Les voies de communications rapides qui relient les grands centres ont pour ainsi dire supprimé les distances ; et depuis l'épidémie actuelle, les preuves en faveur de la contagion affluent de tous côtés.

M. le Dr Tueffert a raconté les premiers débuts de l'épidémie à Montbéliard et les villes avoisinantes.

M. Antony à l'hôpital du Val-de-Grâce, a observé de nombreux cas de malades contaminés dans les divers services.

La relation intéressante faite par M. Danguy des Déserts, de l'épidémie qui a régné sur le vaisseau école *La Bretagne*, mouillé en rade de Brest, est bien propre à démontrer de quelle façon l'agent infectieux peut pénétrer et exercer ses ravages dans un local qui au premier abord semble réaliser tous les *desiderata* au point de vue de l'isolement.

Voici un cas signalé par M. le professeur Heurtaux, au début de l'épidémie : Une famille nombreuse était parfaitement indemne de toute affection grippale ; elle habitait une maison où il n'avait pas encore été question d'influenza dans aucun des appartements, et cette maison se trouvait dans un quartier où l'influenza n'avait pas encore été signalé à ce moment. Un des membres de la famille, un collégien, qui venait de subir les atteintes de l'épidémie à Paris, arrive chez ses parents pour terminer sa convalescence. Aussitôt tous ses frères et sœurs et ses parents sont pris successivement ou simultanément.

Citons encore le fait du Dr Gussenbauer de Pragues, un village situé à 500 mètres d'altitude, était indemne de toute atteinte grippale. Un paysan descend un jour dans la vallée pour voir un de ses anciens maitres malade. Deux jours après il rentre chez lui et est atteint de l'influenza, qui se généralise bientôt à tout le village.

M. Trastour a pu préserver un couvent de femmes, en interdisant absolument toute communication des pensionnaires avec la ville. Un autre couvent fut préservé aussi pendant longtemps, lorsqu'une sœur tourière étant allée en ville, rentra malade. Aussitôt l'influenza pénétra dans la maison, s'y répandit et s'y multiplia, presque tout le monde lui paya son tribut.

De pareils faits sont démonstratifs, et ils ont été signalés aussi bien à l'étranger qu'en France. Nous pourrions multiplier les exemples, ceux de MM. Grasset, Duflocq et d'Hoste, médecin de 1re classe à bord du *Saint-Germain*, sont trop connus pour que nous les rapportions ici. Les faits cités plus haut nous paraissent suffisants pour établir d'une manière évidente le caractère nettement contagieux de la grippe.

CHAPITRE III

Les considérations générales qui précèdent ne doivent pas nous faire perdre de vue le but principal de notre travail, qui est d'étudier les complications suppuratives observées en grand nombre dans la grippe. Nous serons donc amenés à rechercher quels ont été les agents directs de ces suppurations, et les circonstances qui ont favorisé ou empêché leur développement.

Disons tout d'abord que loin de vouloir attribuer avec certains auteurs, à des microbes vulgaires, tels que streptocope, un rôle prépondérant dans l'étiologie de la grippe, nous pensons qu'on ne doit voir en eux que des agents secondaires ayant évolué parallèlement au microbe essentiel, lequel doit exister, bien que nous ne les connaissions pas.

Dans les maladies infectieuses, il faut considérer non seulement la lésion primordiale, c'est-à-dire l'atteinte portée aux cellules par les microbes et l'intoxication produite par leurs produits solubles, mais encore envisager les lésions locales provoquées par eux, et qui peuvent évoluer dans la suite quand ils ont cessé d'agir.

Pour ce qui concerne le premier point, l'étude du mécanisme de l'immunité pourra nous fournir quelques éclaircissements sur la façon dont les agents infectieux pénètrent dans l'organisme et s'y comportent vis-à-vis des cellules ;

la dépression nerveuse produite par l'épidémie et l'entrave apportée à la phagocytose nous expliqueront le reste.

D'après Metchnikoff, l'immunité devrait être considérée comme un phénomène compliqué, dépendant à la fois de causes physiques, chimiques et biologiques. Tantôt elle se produirait par l'association de ces différents facteurs, tantôt elle ne dépendrait que de l'un d'eux. Ainsi l'immunité de beaucoup d'animaux à sang-froid contre la tuberculose tient uniquement à leur température trop basse pour permettre le développement des bacilles tuberculeux. Le cas des rats blancs, dont l'état réfractaire est attribué par M. Behring au degré d'alcalinité de leur sang, est un exemple d'immunité dû à une cause purement chimique. Enfin l'action cellulaire, en général, et notamment le rôle microbicide des phagocytes, rentre dans la classe des causes physiologiques.

Mais l'exactitude de l'interprétation de M. Behring a soulevé des doutes. De plus, on sait qu'un microbe après avoir prospéré un certain temps dans un milieu favorable, s'arrête dans son développement, soit en raison de l'épuisement du milieu nutritif, soit par suite de la production par le microbe lui-même de substances qui entravent sa multiplication ultérieure. On comprend que l'organisme puisse être assimilé à un milieu de culture, l'immunité s'expliquant par ce mécanisme.

Admettons donc comme causes probables de l'immunité : la présence de produits solubles sécrétés par l'agent pathogène, une modification de la nutrition et le phagocytisme. La première de ces causes trouve un appui solide dans les expériences de MM. Chantemesse et

Widal, ainsi que dans celles de MM. Roux et Chamberland. La théorie du phagocytisme appartient à M. Metchnikoff et semble démontrée.

Parmi les moyens de défense que possède l'organisme, il faut citer tout d'abord l'impénétrabilité de l'épiderme et des épithéliums intérieurs. Cette protection, qui peut être absolue pour l'épiderme, à la condition qu'il soit intact et exempt d'érosions, ne l'est pas pour les surfaces muqueuses, digestives et respiratoires. Les expériences de Buchner, sans avoir le caractère absolu que l'auteur a voulu leur donner, ont prouvé cependant que les alvéoles pulmonaires sont perméables aux microbes, et que les voies de pénétration sont : les lymphatiques, les ganglions et le tronc lymphatique, d'où les bacilles passent dans les vaisseaux sanguins.

C'est aussi l'opinion de Muskatbluth. M. Banti a observé que les microbes non pathogènes sont détruits sur place dans le protoplasma des cellules épithéliales des alvéoles pulmonaires et plus rarement dans les leucocytes : les autres pénétreraient directement dans les capillaires sanguins.

Quand l'agent infectieux a franchi les différentes barrières qui nous protègent contre ses attaques : épiderme, muqueuses respiratoire et digestive, ganglions, il est arrivé dans le sang. Sa destinée sera très variable. Si l'organisme est intact et les fonctions normales, une véritable défense s'organise : il s'accomplit vers le point lésé, un apport de sucs, de liquides et de cellules migratrices ; celles-ci émigrent par diapédèse hors des vaisseaux et viennent cerner les agents pathogènes, les emprisonnent, les font pénétrer dans leur propre substance et les digèrent.

Si quelques-uns pénètrent dans le torrent sanguin, ils sont éliminés par les reins, ou bien, au dire de Wyssokowitsch, transportés dans le foie, la rate, la moelle osseuse, où ils sont absorbés par les cellules endothéliales des capillaires sanguins.

Tous ces actes multiples se sont accomplis sans bruit, à peine accompagnés de quelques phénomènes généraux : augmentation de l'énergie des contractions cardiaques, dilatation des vaisseaux, accélération des échanges respiratoires et sécrétions plus actives.

Les choses ne se passent plus de même si l'organisme se trouve dans des conditions notables d'infériorité pour soutenir la lutte, comme cela s'est vu en général dans la grippe ; et ici, nous arrivons à l'étude des complications locales.

L'influence du système nerveux est prépondérant dans tous les actes physiologiques qui s'accomplissent dans nos tissus, que ces actes soient envisagés au point de vue général comme la respiration, la circulation, la digestion ; soit qu'ils soient pris en particulier comme ceux qui s'accomplissent dans chaque particule vivante élémentaire. Sous son influence en effet, ces particules naissent et meurent comme les organismes les plus compliqués. On observe chez elle un mouvement moléculaire spécial dont le résultat est d'entraîner dans l'intérieur de la particule vivante des matières extérieures qui y subissent des métamorphoses chimiques propres à les faire devenir partie constituante de l'élément vivant ; puis, de nouvelles métamorphoses chimiques exercent une action funeste sur la matière assimilée qui cesse d'être vivante et dont les derniers produits de décomposition sont expulsés au dehors.

La constitution épidémique, par l'atteinte qu'elle porte au système nerveux, jette un trouble profond dans tous ces actes intimes de la nutrition élémentaire. En même temps qu'elle met les microbes vulgaires, commensaux habituels de notre individu, à même de prospérer et de lutter avec avantage contre nos cellules privées d'une partie de leur énergie défensive, elle permet aux microbes étrangers d'envahir l'organisme. Ceux-ci y produisent soit des lésions mécaniques comparables à de véritables traumatismes ; comme les microbes de la lèpre, qui ébranlent, dissocient et perforent les cellules, soit une intoxication due à leurs produits solubles. De plus, et c'est là peut-être leur rôle le plus redoutable, il faut qu'ils consomment pour vivre, de la matière vivante ; et cette matière vivante, ils ne peuvent se la procurer qu'au détriment des cellules. Dès lors il s'établit entre les parasites et les cellules de l'organisme une lutte pour la vie. Les substances nécessaires à la vie des cellules disparaissant, l'énergie de la résistance de celles-ci diminue, pour se terminer bientôt par la mort.

Ainsi donc, comme le dit M. Bouchard, les microbes dissocient les molécules par les actes respiratoires, qui s'accomplissent dans leur protoplasma, avec ou sans oxygène libre. Les produits solubles qu'ils sécrètent peuvent nuire localement aux cellules sur lesquelles elles sont directement déposées, ou agir à distance d'une façon générale par l'intermédiaire de la circulation. De là les congestions, les hémorrhagies, les œdèmes, les inflammations, les suppurations, les gangrènes, les altérations graisseuses etc... observés pendant la dernière épidémie.

D'où viennent les divers aspects sous lesquels se sont manifestées les complications suppuratives ?

Si nous connaissons le principe général qui a présidé à leur évolution, nous devons avouer que la cause immédiate n'apparaît pas aussi clairement. Nous ignorons quel est le microbe de la grippe. Dans ces conditions, il ne nous est pas permis de rattacher au polymorphisme d'un seul agent pathogène les complications observées.

Certains auteurs, Ribbert et Finkler en particulier, observant dans le plus grand nombre des cas la présence du streptocoque pyogène, ont voulu en faire l'organisme spécifique de la grippe, sa ressemblance avec le streptocoque de l'érysipèle de Fehleisen, ne pouvait que prêter appui à leur explication, étant donnée la fréquence des cas d'érysipèle observés dans le cours de l'épidémie. Ainsi d'après eux la grippe, l'érysipèle, le pseudo-rhumatisme infectieux, l'infection puerpérale relèveraient du même parasite.

Mais le streptocoque pyogène n'a pas été trouvé dans tous les cas, les staphylococcus albus et aureus, deux microbes du pus, ont été observés dans les mucosités bronchiques, dans les pneumonies ,et les broncho-pneumonies, soit seuls, soit associés au streptocoque.

Le microbe lancéolé de Talamon a été également signalé dans les exsudats pneumoniques, et il semble avoir été l'agent actif des pneumonis franches. Associé avec les microbes pyogènes, il a créé des pneumonies bâtardes, et localisé ailleurs que dans le poumon, la suppuration.

Le pneumocoque encapsulé de Friedlander a été rencontré dans des otites compliquées de suppuration des méninges, dans des pleurésies, des endocardites nettement infectieuses.

En somme, concurrence de plusieurs microbes, dont aucun ne présente un caractère de généralité.

Devons-nous attribuer cette prédominance de tel ou tel microbe, à un antagonisme laissant évoluer celui des agents pathogènes le mieux doué sous le rapport vital, ou bien voir simplement dans la localisation des complications, une prédilection de la maladie pour un organe en particulier ?

L'observation clinique a montré depuis longtemps déjà l'heureuse influence de l'érysipèle développé sur le lupus tuberculeux. La marche envahissante de ce dernier se trouve arrêtée immédiatement après une courte lutte dans laquelle le microbe de Fehleisen l'emporte sur le bacille tuberculeux.

Il résulte aussi des expériences de M. Freudenreich, qu'un certain nombre de microbes exercent à l'égard des autres, un pouvoir bien réellement nocif. Le *Bacillus pyocyaneus* et le *Bacterium phosphorescens* entravent notablement la croissance des microbes implantés dans leurs milieux. Le *staphylococcus pyogenes fetidus* empêche la croissance du spirille du choléra asiatique, du *micrococcus roseus* et du *tetragenus*.

Emmerich et Paulowsky semblent avoir réussi à produire chez des animaux un état réfractaire au charbon par l'inoculation de microbes différents de celui qui cause la maladie, tels sont, le *streptococcus* de l'érysipèle et le pneumocoque de Friedlander.

M. Pavone, en mettant côte à côte le microbe de la fièvre typhoïde et celui du charbon, a toujours vu le premier prédominer sur le second, et finir par le faire disparaître.

Les mêmes faits se dégagent des expériences de M. Pasteur donnant l'immunité charbonneuse au moyen du choléra des poules ; et de celles de M. Garré, ensemençant une culture de *Bacillus fluorescens putidus* de *Flugge*, avec le *staphylococcus pyogenes aureus*, le bacille de la fièvre typhoïde, le bacille de la pneumonie, et n'observant aucun développement.

Il ne semble donc pas absurde d'admettre une action antagoniste des différents agents pathogènes, produisant tantôt la pneumonie, tantôt la pleurésie, des otites, etc., suivant la prédominance du *streptocoque* ou du *pneumocoque*.

Nous ne faisons, du reste, aucune difficulté pour reconnaître que cette hypothèse ne repose sur aucune observation péremptoire, et qu'elle n'a pour elle que la vraisemblance.

Dans la dernière épidémie comme dans les précédentes, les lésions de l'appareil respiratoire ont été les plus fréquentes : il semble que la grippe ait une prédilection particulière pour les organes thoraciques. La pneumonie, la pleurésie, la broncho-pneumonie sont apparues, les unes sans manifestations grippales bien déterminées, les autres quelques jours après le début, ou pendant la convalescence.

Devons-nous nous appuyer sur ces manifestations pulmonaires et pleurales, ainsi que sur celles qui ont porté sur les amygdales, pour essayer de démontrer que la grippe agit sur certains organes plutôt que sur certains autres? Quand nous aurons proclamé ces faits d'observation courante, la question n'aura pas avancé pour cela. Malgré tout, la pathogénie de la grippe et de ses complications reste obscure.

En résumé, le symptôme dominant observé dans la grippe de 1889, a été une asthénie très marquée résultant de l'atteinte portée au système nerveux. Sous l'influence de ces troubles de l'innervation, la vie intra-cellulaire a subi des modifications profondes qui se sont traduites par un ralentissement de la nutrition et une hypo-résistance vis-à-vis des agents infectieux. Ceux-ci, hôtes habituels de l'économie, ont vu ainsi favorisée leur pénétration dans l'organisme. La phagocytose entravée a permis leur développement et la production des lésions que nous avons étudiées précédemment.

OBSERVATIONS

OBSERVATION I (personnelle).

Grippe. Abcès du sinus frontal.
Recueillie à la clinique ophthalmologique de M. le Dr Dianoux.

R..., 27 ans, se présente à la consultation ophthalmologique le 20 avril. Il raconte qu'il a eu l'influenza le 18 mars. Douze jours après se montra au niveau de l'arcade sourcilière gauche une douleur vive, lancinante. La paupière supérieure rouge et œdématiée, était douloureuse à la pression ; la conjonctive oculaire et palpébrale présentait une injection notable, avec sécrétion muco-purulente amenant pendant la nuit l'accolement des paupières.

Au bout de quelques jours, les symptômes inflammatoires diminuèrent d'intensité, et le pus se frayant un chemin à travers les tissus, vint se faire jour à un centimètre environ au-dessous de l'arcade sourcilière.

Trois semaines après, au moment où nous voyons le malade pour la première fois, nous trouvons des traces manifestes de la suppuration antérieure. La paupière supérieure gauche infiltrée et augmentée de volume, présente une coloration violacée ; une cicatrice mal fermée et recouverte de croûtes peu adhérentes siège au point où s'est ouvert l'abcès. Le globe de l'œil est abaissé en bas et en dehors ; ses mouvements en haut et en dedans sont limités. A travers la perte de substance, le stylet pénètre facilement de dehors en dedans, sur une longueur de deux centimètres environ, et s'arrête sur l'os dénudé au-dessus de l'insertion de la poulie du grand oblique.

Du côté droit, on observe une saillie de la grosseur d'une noisette, siégeant au niveau du sac lacrymal. A première vue on serait tenté de croire à une dacryocystite. Il n'en est rien. Des pressions répétées sur la tumeur ne peuvent faire sourdre la moindre gouttelette de pus au niveau du point lacrymal. Une incision faite au bistouri laisse échapper une certaine quantité de pus mêlé à un liquide incolore. Un stylet introduit de bas en haut, pénètre à une profondeur d'un centimètre environ, en contournant le sac lacrymal, et arrive sur l'os propre du nez mis à nu.

Il semble évident que nous nous trouvons en présence d'un abcès du sinus frontal, ayant érodé peu à peu la mince paroi de l'orbite. Celle-ci semble cependant avoir résisté suffisamment pour forcer le pus à chercher une voie plus facile. Ainsi s'explique la tumeur siégeant du côté droit, laquelle a certainement été produite par la pénétration du pus à travers les masses ethmoïdales antérieures ou la cloison qui sépare les sinus.

Le traitement a consisté dans l'incision, le drainage et des lavages antiseptiques. L'amélioration a été rapide. Quelques jours après, la petite tumeur siègeant du côté droit du nez avait disparu. Du côté gauche, la suppuration a diminué peu à peu. Onze jours après, la fistule était presque fermée, et le malade sortait en bonne voie de guérison.

OBSERVATION II (personnelle).

Grippe — Abcès rétropharyngiens — Adénite.
Recueillie dans le service de M. le Dr Heurtaux.

G.... Adolphe, 20 ans, forgeron, entre à l'Hôtel Dieu le 16 juillet 1890.

Son père et sa mère ont toujours joui d'une bonne santé, ainsi qu'une sœur plus âgée que lui. L'état général de G.... a été excellent jusqu'à la fin de janvier, époque où il a été atteint de la grippe. Depuis ce moment, il ne s'est jamais bien remis.

Vers le milieu de février, il commença à éprouver au niveau de la partie supérieure du pharynx, la sensation d'un corps étranger; sensation qui s'accrut en même temps que le malade constatait au fond de la gorge le développement d'une tumeur.

La douleur a toujours été très modérée. Quand le malade parle, la voix est fortement nasonnée et la respiration bruyante, la déglutition s'opère facilement.

Quand on abaisse la langue, l'œil découvre au dessous du voile du palais, sur la paroi postérieure du pharynx, une tumeur du volume d'une grosse noix. Cette tumeur située un peu en dehors de la ligne médiane et sur la gauche par rapport au malade, présente une coloration rouge vif. Au toucher, elle donne une sensation très nette de fluctuation.

Les mouvements du cou sont très libres; les pressions sur les apophyses épineuses sont très indolores.

G... présente en outre de chaque côté du cou, une tuméfaction notable accentuée surtout du côté droit. La palpation circonscrit facilement de ce côté une tumeur fluctuante, de la grosseur d'un œuf de pigeon, et due comme celle du côté opposé à une adénite suppurée.

Le malade est endormi. Une ponction aspiratrice fait sortir de la tumeur pharyngienne une cuillerée à bouche d'un pus crémeux bien lié. Une injection de teinture d'iode étendue d'eau est poussée dans la poche. Cette solution est préférée à l'éther iodoformé, dans la crainte que ce dernier en se vaporisant n'amène l'augmentation de la tumeur et des symptômes d'asphyxie. Une autre ponction suivie d'une injection d'éther iodoformé est faite au niveau du ganglion suppuré du côté droit.

Les jours suivants la tumeur pharyngienne semble rester stationnaire, puis finit par augmenter de volume. Une nouvelle ponction faite le 6 août, permet de retirer une quantité de pus au moins égale à celle extraite la première fois.

Quinze jours après la plaie du côté droit est complètement cicatrisée. La tumeur pharyngienne a considérablement diminué de volume, mais persiste néanmoins avec de moindres proportions. Le malade quitte l'hôpital incomplètement guéri, et il ne nous a pas été possible de connaître l'évolution finale des accidents observés.

L'état antérieur excellent du sujet nous permet d'écarter toute idée de scrofulose. Ses antécédents héréditaires ne font que confirmer cette assertion. D'un autre côté les mouvements du cou s'exécutaient librement dans tous les sens, ce qui n'aurait pas eu lieu si nous nous étions trouvés en présence d'une lésion osseuse vertébrale. La collection purulente s'est donc développée dans le tissu conjonctif sous muqueux de la paroi postérieure du pharynx, son siège ne permet guère d'admettre qu'elle ait été en relation avec l'adénite suppurée du côté gauche ; aucun signe n'a laissé soupçonner cette communication.

OBSERVATION III

Grippe. Phlegmon intra-abdominal.

Cette observation et les cinq qui suivent sont dues à l'obligeance de M. le Dr Fleury, de Sainte-Pazanne (Loire-Inférieure).

E..., jeune fille de 17 ans, est lymphatique et assez bien réglée. Dans les premiers jours de février elle est atteinte d'influenza à forme légère, et reste alitée quatre ou cinq jours.

Au bout d'une huitaine environ, sans avoir quitté la chambre, elle est prise de douleurs violentes dans le bas-ventre, avec difficulté pour uriner et aller à la selle. Fièvre violente.

Je vois la malade le 9. A ce moment on trouve dans la fosse iliaque gauche, remontant presque jusqu'à l'ombilic, un empâtement considérable, très douloureux à la pression. Pas de fluctuation. Péritonite généralisée; météorisme considérable; vomissements porracés incessants. Une cuillerée de liquide n'est pas tolérée. Impossibilité presque complète d'uriner et d'aller à la selle. Figure grippée : étouffements.

Je considère la malade comme perdue.

Sangsues au point douloureux à deux reprises différentes. Frictions fréquentes d'onguent mercuriel belladonné, glace, lavements, cathétérisme.

Deux jours après les vomissements diminuent pour cesser complètement, mais l'usage de la glace est continué. Une cuillerée de lait de temps en temps est bien supportée. La péritonite diminue, le ventre est moins sensible, mais l'empâtement iliaque augmente.

Le 14. — La malade rend par les selles une quantité considérable de pus, dont l'évacuation continue les jours suivants tout en diminuant.

Les symptômes s'apaisent aussi. Plus de vomissements, plus de fièvre, plus de péritonite. Un engorgement persiste dans la fosse iliaque. On continue l'onguent mercuriel, vésicatoires, purgations, lavements, teinture d'iode.

Huit jours après la malade se lève à peu près guérie, et est soumise à un régime reconstituant.

OBSERVATION IV

Grippe. Phlegmon intra-abdominal.

L..., petite fille de 10 ans, en pension chez les sœurs. Influenza dans la dernière quinzaine de janvier. Je la vois le 22, sans constater de symptômes graves. Quelques jours après elle est transportée dans sa famille, entourée de toutes les précautions désirables.

Je la vois le 29 janvier dans sa famille, et je constate dans le bas-ventre, au-dessus du pubis, une tumeur très circonscrite, sans inflammation de voisinage. Fièvre légère. Très grande difficulté et douleurs pour uriner et aller à la selle; quelques vomissements.

Sangsues, bains, onguent mercuriel, cataplasmes, purgations.

L'état général devient très inquiétant, au point de faire craindre à plusieurs reprises un dénoûment fatal. La petite malade est en proie à des coliques très vives accompagnées de douleurs intolérables. Deux ou trois fois elle rend dans ses vomissements des matières stercorales.

Le 14 février seulement survient une détente brusque : le phlegmon s'ouvre dans l'intestin. Une quantité énorme de pus s'évacue par les selles pendant plusieurs jours, et un mieux immédiat se fait sentir.

L'engorgement persiste très longtemps avec un peu de dysurie.

Vésicatoires, pointes de feu, teinture d'iode.

La guérison complète arrive vers le 15 ou le 20 mars.

OBSERVATION V

Grippe. Phlegmon intra-abdominal.

L... Victorine, 14 ans, grande, forte, très bien réglée.

La grippe dont elle a été atteinte à la fin de juillet a évolué sans présenter de caractère particulier.

Sans cause appréciable, cette jeune fille est prise quelques temps après de fièvre violente avec coliques. Le 10 août, ce sont là, avec des vomissements continuels, les symptômes dominants. Cependant au niveau de l'hypocondre droit, en palpant le ventre, on sent un léger empâtement. Grande sensibilité à ce niveau. Pas de selles.

On purge la malade. Sangsues, onguent mercuriel, cataplasmes.

La tumeur se dessine de plus en plus nette. Légère péritonite circonscrite autour de la tumeur. Palpation extrêmement douloureuse ; fièvre très forte, avec délire presque continuel.

L'engorgement, ainsi que la péritonite, gagnent la fosse iliaque droite. Douleurs dans la cuisse, que la malade tient fléchie sur le bassin. Extension douloureuse.

A la suite des purgations répétées survient une diarrhée assez intense, amenant jusqu'à dix selles par jour.

Le 19. — Ouverture de l'abcès dans l'intestin, quantité moyenne de pus. La malade est soulagée, mais la fièvre et l'inflammation persistent encore longtemps, et ne cèdent qu'à la fin du mois d'août.

La malade allonge difficilement la cuisse droite. Cependant les fonctions du membre reviennent graduellement. Aujourd'hui l'état général est satisfaisant, sauf un peu d'anémie.

OBSERVATION VI

Grippe. Phlegmon intra-abdominal.

V..., homme de 35 ans environ, cultivateur, jouissant d'une santé médiocre. A eu dans sa jeunesse un mal vertébral de Pott, ayant entraîné une déformation de la colonne vertébrale.

Influenza dans le courant du mois d'octobre 1889, la maladie n'a pas été traitée.

Au commencement de novembre, à la suite de fatigues et de

marches prolongées, il survient dans la fosse iliaque gauche une grosseur accompagnée de vomissements.

Je vois le malade le 8 ; pas de fièvre, tumeur indolente dans la fosse iliaque, absence de selles, vomissements continuels. Le malade éprouve le besoin incessant d'aller à la garde-robe et fait des efforts inutiles. Les vomissements deviennent fécaloïdes, je diagnostique une occlusion intestinale due sans doute à un amas de matières durcies. Purgation, sangsues, lavements répétés sans aucuns résultats.

Le 11, trois jours après, le malade va à la selle et rend avec les matières une quantité assez considérable de pus dont l'évacuation amène un grand soulagement.

Il persiste cependant un léger engorgement, mais sans souffrances, ni fièvre. Je perds le malade de vue avant son complet rétablissement.

OBSERVATION VII

Grippe. — Pleurésie purulente.

S..., tonnelier, 30 ans environ, marié et père d'un enfant. Constitution forte et vigoureuse ; habitudes d'alcoolisme.

Influenza à la fin de janvier et au commencement de février. Marche régulière et guérison.

Craignant que la grippe ne le reprenne une seconde fois, il force les doses d'alcool, voulant noyer le microbe. Un soir, après des libations plus copieuses que de coutume, sentant le besoin de soulager son estomac du trop plein qui l'incommode, il sort, fait de vains efforts pour vomir et s'étend par terre.

Le lendemain, léger point de côté, le malade continue sa cure par l'alcool.

Dans la journée du 17 février, il est pris d'étouffements. Je le vois à dix heures du soir. Assis dans son lit, soutenu de chaque côté, il asphyxie littéralement. A gauche pas de bruit respiratoire; à droite, la respiration s'entend seulement dans la moitié supérieure du poumon : épanchement abondant.

Sangsues, vésicatoires, éther.

Je propose la thoracenthèse : mais n'ayant pas d'appareil, j'invite la famille à appeler un confrère mieux outillé. On préfère attendre et continuer les vésicatoires. Le mieux se fait sentir peu à peu et le malade se croit tiré d'affaire. Mais pendant un certain temps l'épanchement reste stationnaire, malgré les révulsifs et les diurétiques de toutes sortes.

Le 20 mars, le malade est pris de suffocation, de quintes de toux, et crache, ou plutôt vomit une grande quantité de pus.

Jusque-là rien n'avait fait soupçonner une collection purulente. Le pus existait-il dès le commencement de la pleurésie, ou celle-ci était-elle devenue purulente dans la suite ? La question est assez obscure, je ne trouve en faveur de la seconde hypothèse qu'un refroidissement prolongé survenu pendant que le malade était couvert de sueur.

Pendant plusieurs semaines l'expectoration de crachats purulents continue, sans que ceux-ci présentent aucune odeur spéciale.

On entend très distinctement du tintement métallique.

En bas, en arrière, et sous l'aisselle, matité, râles muqueux, en avant tympanisme. Le mieux continue durant quelques jours, puis l'expectoration redevient purulente.

Vésicatoires, pointes de feu, goudron, créosote, huile de foie de morue.

Au mois de mai le malade est presque guéri. Il ne souffre plus, ne tousse plus et se sent aussi fort qu'auparavant. Le poumon respire tant bien que mal, tout en présentant encore une certaine matité et une diminution de la respiration.

Au-dessous de l'aisselle, du côté gauche, point assez bien circonscit et mat ; absence complète du bruit respiratoire. Par moments quelques râles muqueux à ce niveau. Le tintement métallique a entièrement disparu.

Le malade va, vient, travaille comme à l'ordinaire.

Il y a longtemps que je ne l'ai revu.

OBSERVATION VIII

Grippe. Pleurésie. Abcès.

OEill..., homme de 55 ans, cultivateur. Pas d'antécédents héréditaires.

Dans le courant de décembre 1889, il est atteint d'influenza et se guérit en quelques jours. Mais quelques semaines plus tard se déclare une pleurésie du côté droit qui évolue avec beaucoup de lenteur et passe à l'état chronique.

Je perds de vue le malade qui continue à travailler comme à l'ordinaire, bien que se sentant moins fort.

Au commencement de mars, il aperçoit au niveau du sein droit une grosseur dont l'évolution se fait sourdement et presque sans douleur. Il vient me consulter et je trouve un abcès froid, venant saillir entre les côtes. La poche occupant, deux espaces intercostaux voisins, ressemble à un bissac.

Je donne un coup de bistouri, qui fait évacuer une quantité minime de pus. Le malade perdant connaissance, je le laisse partir.

Huit jours après il m'envoie chercher ; l'abcès ayant, paraît-il, grossi beaucoup.

Mais dans l'intervalle, en se remuant dans son lit, le malade perçoit un craquement dans son côté, suivi immédiatement de l'affaissement de la tumeur. Je ne pus que constater qu'elle s'était ouverte dans la plèvre.

Pleurésie purulente ; vomique ; pus infect, dont l'écoulement se fait tantôt par la bouche, tantôt par la fistule thoracique qui s'était formée à la suite du coup de bistouri. Quand le malade fait un effort, l'air s'échappe par la fistule avec un bruit très fort et perceptible à distance.

Mon client étant pauvre et habitant loin de chez moi, je l'engage à faire des démarches pour entrer à l'Hôtel-Dieu de Nantes, lui assurant qu'avec des soins et une opération il pouvait guérir.

Mes avis ne furent pas suivis ; il resta chez lui. Je ne le revis plus. Au mois de juin dernier on vint m'annoncer sa mort.

OBSERVATION IX

Grippe. Abcès.
Observation due à MM. les Drs Laënnec et de Larabrie.

B.... Joseph, âgé de deux ans, a été atteint d'influenza au mois de janvier 1890.

Lors de sa naissance qui eut lieu en Russie, sa mère eut des attaques d'éclampsie auxquelles elle faillit succomber. L'accouchement eut cependant lieu normalement, et l'enfant se développa sans présenter de maladie sérieuse. Pas d'antécédents héréditaires.

C'est au moment où son père, sa mère et un frère plus âgé sont frappés par l'épidémie, qu'il est atteint à son tour. La grippe évolue sans incidents, mais au bout de quelques jours il survient du côté gauche du cou une légère tuméfaction, rouge, tendue, douloureuse, qui atteint le volume d'une grosse noix et devient fluctuante.

Une incision faite au point le plus déclive donne issue à du pus bien lié. La poche est lavée soigneusement : la réunion se fait en quelques jours par première intention.

OBSERVATION X (personnelle).

Grippe. Abcès multiples.
Recueillie dans le service de M. le Dr De Larabrie.

F... Etienne, 61 ans. Entré à l'Hôtel-Dieu le 17 mars. Pas d'antécédents héréditaires. A vingt ans il a été atteint de fièvres intermittentes, qui ont duré environ une année. A eu la grippe à la fin du mois de janvier. Etat général antérieur excellent.

Vers le milieu de février, le malade éprouve du côté gauche de la tête, au niveau du tiers inférieur de l'occipital, une douleur vive avec rougeur et gonflement. La sensibilité du cuir chevelu était devenue excessive à la moindre pression. Il se forma un abcès qui atteignit le volume d'un œuf de poule. Un coup de bistouri donna issue à une quantité de pus considérable.

Trois autres abcès de moindre volume se montrèrent successivement en arrière de l'apophyse mastoïde pendant l'évolution du premier. A l'inspection, on retrouve les traces de ces abcès sous forme de cicatrices irrégulières et violacées.

En ce moment, le malade présente encore deux collections purulentes, dont le siège semble bizarre. De chaque côté de la poignée du sternum, un peu au-dessous de l'articulation sterno-claviculaire, et séparées par un intervalle d'environ dix centimètres, se montrent deux tumeurs du volume d'une petite noix. D'abord douloureuses, elles sont devenues insensibles à la pression et présentent une fluctuation très nette.

Les deux collections sont évacuées, lavées et pansées à l'iodoforme. La cicatrisation s'obtient rapidement.

OBSERVATION XI

Grippe. Pneumonie. Mort.
Cette observation et les cinq suivantes sont dues à l'obligeance de M. Monnier, interne de M. Trastour.

B...., Théophile, dessinateur, 26 ans, entre à l'Hôtel-Dieu le 10 janvier 1890. Pas d'antécédents héréditaires. Atteint le 2 janvier de la grippe, il est pris le 8 d'un point de côté à droite.

A son entrée à l'hôpital la fièvre est violente et le délire continu. Temp. 39°,9.

Les jours suivants : saignements de nez, crachats rouillés : tous les symptômes d'une pneumonie du sommet.

Meurt le 20 janvier.

A l'autopsie, on trouve le cœur gauche hypertrophié avec des plaques d'athérome sur les valvules.

La rate est diffluente.

La plèvre droite renferme environ trois cents grammes de pus avec des fausses membranes étalées sur le poumon et la plèvre costale.

Le poumon droit offre les lésions de l'hépatisation grise, accentuées surtout dans le lobe supérieur.

OBSERVATION XII

Grippe. Pneumonie. Méningite. Mort.

C...., Jeanne, 60 ans, journalière, entre le 3 avril à l'Hôtel-Dieu.

Cette femme a été atteinte de rhumatisme en 1868 : elle est

cardiopathe. Il y a dix ans elle a eu une fluxion de poitrine, et à la fin de février l'influenza. Le début de sa pneumonie remonte au 28 mars.

Le 3 avril. — Pommettes rouges, dyspnée, vomissements, matité au sommet droit en arrière avec bronchophonie. Râles et souffle. Dans le reste du poumon droit et à la base du poumon gauche on trouve des râles fins.

Du côté du cœur, il y a de l'arythmie et un bruit de souffle éclatant à la pointe.

Le 5. — Crachats rouillés adhérents. L'après-midi, vers deux heures, survient un accès de fièvre assez fort, qui disparaît vers cinq heures du soir.

Le 6. — Même accès de fièvre, à la même heure et de même durée.

Le 8. — Convulsions toniques et cloniques, avec déviation conjuguée des yeux survenant brusquement. La malade pousse par intervalles des cris assez analogues à des cris hydrencéphaliques. Au moment où nous la voyons, elle est dans le coma et ses membres sont contracturés. Pas de traces d'albumine dans les urines. Le coma dure trois jours.

Le 12. — La mort survient sans que la malade ait repris connaissance.

A l'autopsie, on trouve un caillot volumineux dans le sinus longitudinal supérieur.

Les circonvolutions cérébrales de la face supérieure du cerveau disparaissent sous un exsudat purulent très épais. La face inférieure, la protubérance et le bulbe reposent sur une couche considérable de pus, qui a envahi la gaine des nerfs de la base du crâne.

Le cœur a l'aspect du cœur mitral, sur la valvule auriculo-ventriculaire gauche, on aperçoit des petites végétations.

L'aorte, surtout au niveau de la crosse, est athéromateuse.

Le poumon droit est nettement hépatisé, surtout dans le tiers supérieur. Tout à fait au sommet on voit un tissu de cicatrices probablement dû à d'anciens tubercules passés à l'état fibreux.

Le foie présente à l'œil nu et au microscope les lésions du foie cardiaque.

Les reins sont petits et la capsule adhérente.

La rate est ramollie.

OBSERVATION XIII

Grippe. Pneumonie. Mort.

S.... Jeanne, domestique, 17 ans. Entre le 29 décembre 1889 à l'Hôtel-Dieu. Pas d'antécédents héréditaires.

Depuis huit jours elle a de la courbature. Le début s'est manifesté par un violent mal de gorge avec frissons. La malade a mouché du sang à plusieurs reprises. Diarrhée depuis quinze jours environ.

Le 1er janvier. — La diarrhée persiste avec douleur dans la fosse iliaque droite — Vésicules d'herpès.

Le 4. — Râles sibilants à la base du poumon gauche ; crachats pneumoniques.

Le 8. — Râles à gauche et à droite. Temp. vesp. 40° 1.

Le 9. T. m. 39°, 5. Râles plus gros à gauche ; délire ; crachats jus de pruneaux. T. v. 39° : 4.

Le 10. — Le délire persiste et la malade meurt dans la journée.

L'autopsie est faite vingt-quatre heures après la mort.

La muqueuse du larynx est rouge et fortement congestionnée ; les cordes vocales sont saines.

Le poumon gauche est réduit en un bloc solide, présentant des lésions très avancées d'hépatisation grise. A la coupe, on trouve des îlots blanchâtres noyés au milieu du tissu hépatisé.

Le poumon droit présente une congestion intense.

Pas de lésions intestinales.

OBSERVATION XIV

Grippe. Pneumonie. Mort.

Ch... Charles, 44 ans, jardinier. Entre à l'Hôtel-Dieu le 4 janvier 1890.

C'est un alcoolique. Il a été atteint de la grippe le 1er janvier, et l'affection s'est manifestée chez lui surtout par des phénomènes bronchiques.

Le 2 janvier. — Vomissements.

Le 3. — Douleur dans l'épaule droite, point de côté, crachats sucre d'orge.

Le 5. — Urines chargées, fébriles. Au sommet droit en arrière, matité absolue, souffle et râles crépitants. Dans le reste du poumon, râles sibilants et ronflants. Vésicules d'herpès aux lèvres.

Le 6. — Délire, crachats noirâtres, souffle très intense au sommet droit.

Le 7. — Délire continue, crachats purulents. Le malade refuse de rien prendre et meurt dans l'après-midi.

Autopsie. — Le poumon droit présente les lésions de l'hépatisation grise. A la coupe une foule de granulations se montrent en saillie. La pression fait sourdre des bronches un mélange d'écume et de pus.

Cœur. — Plaques d'athérome sur les valvules.

Foie. — Dégénérescence graisseuse.

OBSERVATION XV

Grippe. — Pneumonie. — Mort.

R... Joseph, 28 ans, boulanger. Entre à l'Hôtel-Dieu le 12 janvier 1890.

Fièvre typhoïde remontant à cinq années : bronchite il y a deux ans. Vers le 8 janvier, symptômes d'influenza. Le 11 point de côté droit.

Le 12 janvier. — Le malade est très abattu : crachats teintés, visqueux. A droite souffle intense dans toute l'étendue du poumon, à gauche râles crépitants.

Le 14. — Albumine dans les urines, râles crépitants de retour, souffle encore perceptible à droite, malade un peu agité.

Le 15. — Etat stationnaire.

Le 16. — Agitation plus grande, dyspnée intense, fièvre plus forte.

Le malade meurt dans l'après-midi.

L'autopsie montre les deux poumons hépatisés. Le tiers supérieur du poumon droit présente l'hépatisation grise.

La section des bronches donne issue à de fines bulles d'air mélangées à une abondante sécrétion purulente.

OBSERVATION XVI

Grippe. Furonculose. Myosite infectieuse.

H... Joseph, 40 ans, commis au Comptoir d'Escompte, entre à la salle de clinique de l'Hôtel-Dieu le 14 février 1890.

Prédisposé à la furonculose dès sa jeunesse, il eut à en souffrir à plusieurs reprises. En 1861 étant à Lorient, il fut atteint du typhus.

Le 23 janvier dernier, il paya son tribut à l'influenza et cette affection frappa surtout ses bronches. Se croyant guéri il voulut reprendre son service vers la fin du mois. Mais le 6 février, il est pris d'un tremblement de tout le corps et d'une fièvre assez vive. Le 12, la fièvre n'était pas encore calmée et il eut ce jour-là une épistaxis assez abondante.

Au moment où il se présente à nous, il a le faciès abattu des typhiques. Sa langue est sèche et rôtie, ses dents fuligineuses. La respiration est entravée par une oppression assez vive, on ne trouve à l'auscultation que quelques râles muqueux à la base du poumon droit. Mais il existe à la même base et en avant, un point très net de pleurésie diaphragmatique. Sur le pilier droit du voile du palais, on voit un amas de petits points grisâtres assez analogues à de petites vésicules d'herpès. T. v. 38°1.

15 février. — T. m. 39°. La peau de l'abdomen est parsemée de taches rosées lenticulaires. Le ventre est ballonné, les selles diarrhéiques et fétides. T. v. 38°. On soumet le malade au naphtol et au salicylate de bismuth.

16. — Eruption de furoncles sur le côté droit du thorax, au lieu où a été placé un vésicatoire le 22 février. T. m. 38°,2. T. v. 38°,1.

17. — L'état général paraît meilleur, l'oppression moins vive, T. m. 37°,8. T. v. 38.

18. — T. m. 37°,6. T. v. 37°,7.

19. — La fièvre a disparu, l'appétit commence à revenir.

30. — Le malade commence à manger un peu de pain. Déjà il s'était levé et commençait à nous parler de sa sortie, lorsqu'un nouvel accès de fièvre se manifesta, le 6 mars, en même temps qu'une douleur sourde et subite se produisait dans le mollet droit.

7 mars. — L'extension de la jambe droite est douloureuse. La

palpation attentive du mollet permet de constater la présence d'un empâtement profond.

10. — Cette région est manifestement œdématiée, la pression des doigts à ce niveau est douloureuse. On cherche en vain des signes de fluctuation.

La jambe du malade est entourée d'une épaisse couche d'ouate et maintenue dans l'immobilité absolue. Friction d'onguent napolitain belladoné.

14. — L'extension de la jambe occasionne moins de douleur. L'empâtement moins étendu existe encore très nettement. Naphtol. Hyposulfite de soude à l'intérieur.

16. — L'amélioration continue. La fièvre a complètement cessé et l'appétit est revenu. Malgré ces symptômes favorables l'immobilisation du membre inférieur droit est maintenue.

20. — Le malade ressent à peine de la douleur au niveau du point malade, encore induré cependant.

23. — Etat général satisfaisant. L'état local n'a pas changé.

Obligé de sortir de l'Hôtel-Dieu pour affaires pressantes le malade nous quitte à regret le 25 mars. L'impotence existe encore. On lui recommande avant son départ de s'abstenir pendant quelque temps de tout exercice, et de maintenir sa jambe à peu près immobile, en continuant le traitement institué.

OBSERVATION XVII (personnelle).

Grippe. Furonculose.
Recueillie dans le service de M. le Dr Hervouët.

V.... Louis, ferblantier, 47 ans, entré à l'Hôtel-Dieu le 6 août 1890, pour entérite aiguë.

Pas d'antécédents héréditaires. Son père est mort du choléra en 1848, ainsi que plusieurs de ses frères. Sur dix enfants qu'a comptés autrefois la famille, il n'en reste plus que trois, deux sont morts de la variole, les autres ont été emportés par des maladies diverses dont le malade n'a pas gardé le souvenir.

V.... a eu la grippe en janvier. Dans le commencement de février, ses jambes se sont enflées. Vers la fin du même mois et les premiers jours de mars, est apparue une éruption furonculeuse généralisée aux membres inférieurs. Ceux-ci sont littéralement tigrés de taches violacées peu étendues, traces évidentes de l'éruption antérieure.

Au tiers supérieur de la jambe droite, sur la face externe, contrairement à ce que l'on observe ailleurs, où les boutons siègent surtout à la face interne des cuisses et des jambes, on trouve une plaque foncée de sept à huit centimètres d'étendue. Là ont siégé plusieurs furoncles très voisins les uns des autres et qui ont laissé ces traces que l'on retrouve aujourd'hui.

L'évolution qui a duré trois semaines environ, commençait par un point douloureux, rouge, dont l'aréole s'étendait peu à peu, formant une plaque de deux à trois centimètres de diamètre, et présentant au centre une élevure grisâtre, dont on exprimait un petit bourbillon.

L'éruption après avoir débuté par les jambes et s'être étendue sur les cuisses, a disparu rapidement sous l'influence du traitement institué à l'intérieur et à l'extérieur. Le malade ne donne du reste que des détails très vagues sur la médication suivie.

OBSERVATION XVIII (personnelle).

Grippe. Pyélo-néphrite.
Recueillie dans le service de M. le Dr Heurtaux.

P..., 68 ans, marié, employé aux mines de Blanzy, a eu l'influenza vers le milieu de mars; entre à l'Hôtel-Dieu le 15 mai avec des symptômes de cystite : miction difficile, envies fréquentes d'uriner, urines purulentes.

Le 20 mai. — Douleurs au niveau des reins. Injections intravésicales d'acide borique deux fois par jour.

Le 10 juin. — Les urines sont plus purulentes.

Le 15 juillet. — Douleurs plus vives dans la région lombaire, Dysuries. Respiration de cheyne-stokes. Râles bronchiques. Albuminurie dans les urines, peut-être due à la présence du pus. Appétit nul.

Le 20 juillet. — Symptômes urémiques se prononçant de plus en plus.

Le 25. — Le malade rend peu d'urines, œdème généralisé, cachexie urinaire.

Le 28. — Pouls petit, filiforme.

Le 30. — Pouls imperceptible, muguet dans la bouche.

Le 31. — Mort.

Autopsie. — Cœur énorme, présentant en largeur à la base des ventricules 18 centimètres, et en hauteur 20 centimètres. Poids : 200 gr. Le péricarde viscéral est entièrement recouvert par les végétations rugueuses d'une péricardite récente, avec épanchement considérable. Les valvules mitrales et tricuspides sont incrustées de concrétions calcaires.

Rein droit. — Tissu cellulaire adhérent, augmenté de volume. P. 335 grammes. A la coupe, laisse échapper un flot de pus. Parenchyme grisâtre et dégénéré.

Rein gauche. — Plus que doublé de volume. P. 580 grammes. Au toucher, complètement flasque et donnant la sensation d'une poche pleine de liquide. Une collection considérable de pus est trouvée dans le bassinet distendu : le parenchyme ramolli est infiltré et en dégénérescence graisseuse.

Les uretères flexueux, dilatés, se déchirent facilement et laissent couler du pus.

Vessie. — Surdistendue, remontant à plus de quatre travers de doigt au-dessus du pubis. Hauteur, 21 centimètres; largeur, 16 centimètres. Poids avec uretères et liquide, 1050 grammes. Les faisceaux musculaires se dessinent avec une netteté parfaite. Rappelle assez bien un cœur de bœuf, mais plus allongée. La section laisse échapper une urine trouble. Les parois vésicales semblent intactes, mais détail curieux, le lobe médian de la prostate forme une saillie mamelonnée, d'au moins deux centimètres au niveau du col vésical. Cette particularité nous explique la difficulté des mictions observées chez le malade pendant son séjour à l'hôpital.

Rate. — Volumineuse, arrondie, diffluente comme dans les maladies infectieuses. Sa face inférieure offre un pointillé brun noirâtre fortement accusé. P. 460 grammes.

Le foie et les autres organes n'offrent pas de lésions appréciables à l'œil nu.

OBSERVATION XIX

Grippe. Endocardite infectieuse légère.
(Publiée par M. Ecot, médecin aide-major de 1re classe, dans la Gazette médicale de Nantes).

Un sapeur du 65me régiment d'infanterie, guéri de la grippe, fut mis en observation à l'infirmerie dans le mois de mars. Il présentait de l'essoufflement, avec gêne précordiale et pâleur de la face.

A l'auscultation, on trouvait un souffle mitral au premier temps, doux mais fugace, et pendant quelques jours il disparaissait complètement pour reparaître ensuite.

Il y eut à un moment donné des symptômes caractéristiques d'une petite embolie pulmonaire.

Rien à signaler dans le reste du territoire sanguin, ni dans les autres systèmes fonctionnels.

Les commémoratifs éloignèrent toute idée de rhumatisme ou d'affection pouvant expliquer cette manifestation sur l'endocarde. Il s'agissait bien d'une endocardite grippale.

Dirigé sur l'hôpital, le malade fut envoyé chez lui en convalescence jusqu'à sa libération et considéré comme guéri.

OBSERVATION XX

Grippe. Pneumonie. Endocardite infectieuse, publiée par le Dr Surmont, chef de clinique à la Faculté de médecine de Lille. Gaz. des Hôp., 24 juin 1890.

Le nommé B... Théodore, est un homme de 62 ans, d'apparence vigoureuse, mais atteint d'artério-sclérose et alcoolique. Les accidents d'alcoolisme qu'il a présentés ont nécessité à différentes reprises son internement dans un asile d'aliéné.

Il est pris vers le 15 janvier, de grippe à forme bénigne, réduite à un peu de courbature, des douleurs musculaires et névralgiques très supportables et un léger catarrhe laryngo-trachéal. Il ne voit pas de médecin, son malaise étant peu accusé : reste chez lui trois jours, puis au bout de ce temps, bien que se sentant toujours malade, veut reprendre ses occupations. Il fait donc une sortie de quelques heures en voiture, prend froid et rentre chez lui très fatigué. Le lendemain il toussait davantage, avait un peu de fièvre, et présentait quelques crachats teintés de rouge. C'est l'apparition de ce symptôme qui le décide à m'appeler, car il ne se sentait pas plus mal, et n'avait tout particulièrement, ni point de côté, ni dyspnée.

A l'examen, je trouve au niveau du lobe moyen du côté droit, un noyau de pneumonie grand comme la paume de la main, à peu près. Les autres organes paraissent sains ; le cœur est peut-être gros, et le deuxième bruit à la base est très marqué, éclatant, ce qui tient à l'état des artères chez notre sujet.

Les jours suivants, la pneumonie évolue silencieusement comme elle s'était installée, mais régulièrement, et elle marche vers la résolution. Les râles humides succèdent aux râles crépitants ; le souffle disparaît. Bref, la guérison semblait proche, quand le 27 janvier, c'est-à-dire huit jours après mon arrivée près du malade, et alors que la lésion pulmonaire était en pleine résolution, je constate, pour la première fois, un souffle léger à la pointe du cœur.

Le lendemain le souffle a augmenté d'intensité ; l'état général a changé, le malade a été très agité, la fièvre est vive, on a noté un frisson.

29 janvier. — Le malade a eu plusieurs frissons dans les vingt-quatre heures ; la respiration est rapide, la température élevée. La nuit a été mauvaise : insomnie, agitation, palpitation, délire.

30 janvier. — Même état général que la veille. Le souffle a beaucoup augmenté d'intensité ; il est devenu râpeux et couvre les deux bruits, mais son maximum reste nettement à la pointe.

31 janvier. — Monoplégie brachiale droite. L'état général infectieux est des plus manifestes. Les frissons se répètent plusieurs fois dans la journée : ils sont d'une violence telle que nous voyons le lit du malade trembler sous lui.

1er février. — Apparition d'un peu de raideur de la nuque, qui va s'accentuant jusqu'à la mort du sujet survenue le 2 au soir. Le malade a été aphasique pendant les vingt-quatre dernières heures de son existence : il a succombé sept jours après l'apparition du souffle.

Malheureusement, l'autopsie ne fut pas possible, le malade étant mort chez lui.

En résumé, voilà un sujet déjà dégradé par l'alcoolisme, affaibli par la grippe ; qui prend une pneumonie, et au décours de celle-ci, succombe rapidement emporté par une endocardite mitrale suraiguë, dont la nature infectieuse, attestée par l'état général du sujet, les embolies multiples, les phénomènes méningés (raideur de la nuque), n'est que trop évidente. Le fait parle trop par lui-même, pour que nous nous arrêtions à en discuter le diagnostic.

Les circonstances nous ont empêché de faire l'autopsie de notre malade, et, par conséquent, de pratiquer l'étude bactériologique des microbes déposés dans son endocarde ; cependant, les faits connus aujourd'hui et bien mis en évidence par les remarquables travaux de MM. Netter et Jaccoud en particulier, nous permettent, dans notre cas, d'incriminer le pneumocoque, sinon avec certitude, du moins avec de très grandes chances de ne pas nous tromper...

MM. Netter et Jaccoud ont nettement établi que l'endocardite due au pneumocoque est plus précoce que l'endocardite à streptocoques, ne revêt pas la forme pyohémique et se montre souvent accompagnée de méningite.

Mon observation présente donc tous les caractères de l'endocardite à pneumocoques. Deux points seuls sont à relever : la rapidité de l'évolution du mal et l'existence d'infarctus encéphaliques. Mais la rapidité de l'évolution tient au terrain sur lequel l'affection s'est développée dans un organisme profondément déprimé par l'alcoolisme, et en dernier lieu, par l'asthénie grippale. Enfin les infarctus encéphaliques pour être plus rares que les infarctus hépatiques ou spléniques, ne sont pas tout à fait exceptionnels. En tout cas, ces deux particularités sont tout à fait insuffisantes à modifier notre conclusion, qu'il s'est bien agi, dans notre cas, d'une endocardite ulcéro-végétante à pneumocoques.

OBSERVATION XXI

Grippe. Pneumonie. Otite purulente.
Obs. due à l'obligeance de M. H. Sureau, interne à l'Hôtel-Dieu.

R..., 72 ans, ferblantier, entre à l'Hôtel-Dieu le 5 février 1890. Pas d'antécédents héréditaires.

Le 3 février. — R... ressent subitement un violent malaise qui l'oblige à quitter son travail : il est tout étourdi, ses yeux se couvrent et ses jambes plient sous lui.

A ces symptômes succède le lendemain une grande douleur dans les reins, accompagnée d'un violent mal de tête, et le 5 février il entre à l'hôpital, courbaturé, affaibli comme s'il avait été roué de coups. La céphalalgie du début n'a pas diminué : ses yeux sont larmoyants, la face rouge et congestionnée, fièvre : P. 108. T. 39°,2.

L'appétit n'existe plus : il n'y a cependant eu ni nausées, ni vomissements.

On entend à l'auscultation quelques râles sous-crépitants disséminés çà et là dans les deux poumons.

6 février. — Le malade n'a pas dormi ; sa céphalalgie est toujours intense et ses douleurs lombaires continues. T. m. 39°,1. T. v. 39°,5.

7 février. — Cette nuit comme la précédente a été sans sommeil, mais le matin le malade s'est assoupi, et au moment de la visite, il se trouve un peu mieux. Ses douleurs sont moins vives ; la peau est moite. T. m. 38°,2. T. v. 38°,8.

8 février. — R.... va plus mal qu'hier. Il a de la dyspnée et de temps en temps des quintes de toux.

A l'auscultation, on entend à droite quelques râles crépitants bien distincts, des râles de bronchite du début. Le thermomètre monte à 39°,3.

Le soir la température est de 39°,9. La dyspnée s'est accentuée et le malade a déjà le faciès pneumonique. Les râles de bronchite sont plus nombreux, plus gros et plus humides, mais on distingue encore nettement les râles crépitants. Quinze ventouses, dont huit scarifiées sont placées en arrière.

R... est soumis au régime alimentaire liquide. Pot. alcoolique à l'acétate d'amm., sulf. quin.

9 février. — L'état général est à peu près le même qu'hier, mais à l'auscultation on entend un souffle. T. m. 39°,1. Le soir la dyspnée est très forte et le souffle est devenu intense; les crachats sont fortement teintés, et la pectoriloquie très nette. T. v. 40°,2.

11 février. — Il y a eu du délire pendant la nuit et la respiration est plus difficile que les jours précédents. L'affaissement est complet, et il est à craindre que le malade ne succombe. T. m. 39°,5. Le soir. T. v. 40°,3. A l'auscultation, le souffle pneumonique est un peu moins fort. Ventouses sèches en avant et en arrière.

12. — T. m. 39°,3. La dyspnée reste toujours à peu près la même ; R... n'a pas eu de sommeil et le délire continue. On pratique une injection de caféine. Le souffle amphorique a disparu presque complètement et les râles crépitants sont remplacés par des râles de retour plus humides. T. v. 39°,6. Deuxième injection de caféine.

13. — T. m. 39°. La nuit a été un peu moins agitée, et le délire diminue. Les râles sous-crépitants sont très nombreux à gauche. Vésic. de 15/12. T. v. 39°,4.

14. — État général un peu meilleur: dyspnée moins forte. Dans la nuit R... a eu quelques moments de sommeil et ce matin il est moins abattu. T. m. 39°. T. v. 39°,4.

15. — Le malade va mieux : il a dormi pendant trois ou quatre

heures. La dyspnée a diminué, le faciès est meilleur et un léger appétit se fait sentir. T. m. 38°,2. T. v. 38°,1. Les injections de caféine sont supprimées.

16. — Le mieux s'accentue : R... a bien dormi, et la respiration se fait facilement. Toutefois, on entend toujours à l'auscultation des râles humides en abondance, mais ils sont maintenant localisés aux grosses bronches. T. m. 37°,8 T. v. 38°.

17. — T. m. 37°,6. T. v. 37°,7. Le soir le malade a mangé de la soupe et des œufs qu'il a bien digérés.

21. — La température a continué jusqu'ici d'être normale. Le malade allait mieux de jour en jour, il mangeait avec appétit et digérait facilement, quand dans la nuit, il est réveillé par des douleurs très violentes dans l'oreille droite.

L'examen au spéculum laisse voir le conduit auditif à sec : il n'y a pas la moindre suppuration ; quatre sangsues sont placées sur l'apophyse mastoïde.

22. — La nuit a été mauvaise, les souffrances vives, et ce matin du pus a coulé par l'oreille. T. m. 39°,2. T.v. 39°,5. Injections boriquées chaudes.

23. — Le pus coule en abondance et les douleurs sont très violentes. Les injections boriquées sont continuées, et dans les intervalles, on place dans le conduit auditif quelques boules de coton imbibées d'une solution de chlorhydrate de cocaïne au 1/20. T.m. 38°,6. T.v. 38°,8.

24. — Le malade souffrant toujours, et la suppuration ne diminuant pas, la trépanation des cellules mastoïdiennes est décidée.

On ouvre l'apophyse mastoïde à l'aide du maillet et de la gouge, et après avoir soigneusement ruginé le fond de la plaie et assuré son drainage, on pratique un pansement à l'iodoforme, qu'on laissera en place pendant quatre jours.

Le soir même, R... se trouve mieux : sa température a baissé, 38°,2.

25. — La nuit a été très bonne et les douleurs ont complètement disparu. La température est normale et l'appétit se fait sentir.

29. — On lève le premier pansement, souillé de sang plutôt que par le pus. Le fond de la plaie est détergé, il est inutile désormais d'y laisser un drain. Le malade qui maintenant est entré en convalescence, n'attend pour sortir que la cicatrisation complète de sa plaie.

Au bout d'un mois il a repris à peu près l'embonpoint qu'il avait perdu, et quitte l'hôpital complètement guéri.

OBSERVATION XXII

Grippe. Otite suppurée.
Obs. due à M. U. Monnier, interne à l'Hôtel-Dieu.

D..., Pierre, 32 ans, cordonnier, entre l'Hôtel-Dieu le 26 septembre 1890. Antécédents héréditaires et personnels nuls. La première maladie a été l'influenza au mois de juin dernier ; n'a jamais eu à souffrir d'angines ni de maux d'oreille.

Il y a deux mois ont commencé à se manifester des douleurs de tête violentes, surtout au niveau du temporal gauche, douleurs qui l'empêchaient de dormir.

Huit jours après, se manifestait par l'oreille du même côté, un écoulement muco-purulent et assez abondant.

Quinze jours plus tard, douleurs localisées au niveau de l'apophyse mastoïde. L'otorrhée continue jusqu'au 2 septembre, époque où elle disparaît.

Le malade consulte le Dr P..., qui traite l'affection par des lavages boriqués ; mais la région mastoïdienne restant tuméfiée et douloureuse, D.... se décide à entrer à l'Hôtel-Dieu.

A son arrivée on constate une tuméfaction très notable de la région mastoïdienne ; les parties voisines œdématiées. La plus légère pression réveille une douleur atroce.

Pas d'écoulement ; pas de perforation du tympan.

Le 30 septembre. — On pratique la trépanation. Après une antisepsie rigoureuse, la peau est incisée. On arrive sur le périoste sain, que l'on décolle, puis sur l'os devenu friable. Ce dernier est entamé avec la gouge, et bientôt il sort des cellules, comme à travers un filtre, du pus épais et crémeux. La plaie est nettoyée, drainée et pansée.

Quatre jours après, on lève le pansement légèrement imprégné de pus. Les douleurs ont cessé depuis l'intervention et le malade va beaucoup mieux.

Douze jours plus tard, la plaie est complètement fermée et le malade sort de l'hôpital à peu près rétabli.

OBSERVATION XXIII

Grippe. Otite suppurée double. Obs. due à l'obligeance de M. le Dr Polo.

R..., âgé de 20 ans, me fut adressé au mois d'octobre 1889, par son médecin, à cause d'une gêne de la respiration nasale, et d'une haleine légèrement fétide. Le jeune homme a le teint pâle, et ce qui frappe tout d'abord, le nez est déprimé à sa partie moyenne, ce qui lui donne la forme en selle caractéristique de l'atrophie des cornets.

Fait important à noter : il y a dans la famille du côté maternel deux cas semblables, me dit la mère. Le frère cadet que j'ai examiné depuis, est atteint du même mal. J'ai remarqué ce fait bien souvent, le mari, la femme et les enfants d'une même famille, sont souvent atteints de cette même affection. C'est là une chose dont il faut tenir grand compte dans l'étiologie et la pathogénie si obscure de l'atrophie dans l'ozène.

L'état général du jeune homme est assez mauvais; la face est pâle, l'appétit médiocre, il existe de l'anémie : cependant il n'y a pas eu antérieurement de maladies graves. A l'examen des fosses nasales je trouve de l'atrophie des deux cornets inférieurs, à gauche la lésion est plus accentuée, le cornet moyen est atteint et l'inférieur n'a presque plus laissé de traces. Les fosses nasales sont encombrées de croûtes et de mucosités grisâtres.

En même temps qu'un traitement général reconstituant est prescrit par le médecin ordinaire de la famille, j'ordonne de grandes irrigations nasales faites alternativement avec des solutions de phénol, de permanganate de potasse et des alcalins. Chaque jour on insuffle, soit de l'acéto-tartrate d'alumine finement pulvérisé, soit de l'acide borique. De plus, de temps en temps, j'enlève moi-même les croûtes adhérentes et je badigeonne la surface des muqueuses avec une solution iodo-iodurée. Sous l'influence de ce traitement, l'amélioration se produit très sensible, le jeune homme mouche moins, toute trace d'odeur a disparu, et la santé s'améliore.

Les choses en étaient à ce point, quand survint à Nantes l'épidémie d'influenza. R... en fut atteint dès le début à la fin du mois de décembre 1889 : fièvre, abattement, maux de tête, enchifrènement et mal de gorge. Presque immédiatement survient une douleur vive à l'oreille droite, avec sensation de plénitude et surdité. Appelé près de la malade, je prescrivis des gargarismes et une solution de cocaïne à instiller dans l'oreille.

Le lendemain 26 décembre il y eut un léger écoulement et je constatai une perforation du tympan, je fis le cathétérisme au moyen de la sonde de Politzer, la trompe d'Eustache était manifestement engorgée. Le sondage soulagea beaucoup la malade ; j'ordonnai en même temps des lavages d'eau phéniquée.

L'écoulement ne dura que deux ou trois jours, et tout rentrait dans l'ordre, quand le 3 janvier 1890 l'autre oreille se prit. Les douleurs étaient moins vives, mais l'écoulement qui se montra rapidement fut très abondant. J'instituai immédiatement un traitement identique à celui qui avait été pratiqué pour l'autre côté, mais la marche de l'affection fut tout autre. Le pus devint de plus en plus abondant, la douleur ne céda pas, et le 14 janvier, je constatai une tuméfaction dans la partie moyenne de l'apophyse mastoïde, avec grande sensibilité à la pression.

Les jours suivants la localisation osseuse de la suppuration ne fit que s'accentuer: la douleur augmenta non seulement dans l'oreille, mais dans tout le côté de la tête; la tuméfaction gagna le cou, surtout la région du sterno-cléïdo-mastoïdien; l'appétit disparut et le malade devint de plus en plus pâle. Vésicatoire volant derrière l'oreille et lavages phéniqués, toniques, sulfate de quinine.

Le 19 janvier. — L'état de notre jeune malade est stationnaire; il souffre beaucoup. Nous prévenons la famille de la possibilité d'une intervention chirurgicale. Des onctions d'onguent mercuriel sont faites deux fois par jour sur la région mastoïdienne.

20 janvier. — L'écoulement diminue, mais la douleur persiste. Le fond du conduit auditif apparaît très rouge après les lavages.

22. — Amélioration marquée, l'écoulement cesse presque complètement.

24. — Le jeune homme peut venir à mon cabinet et j'examine l'oreille au spéculum. Le manche du marteau apparaît très enflammé, le tympan lui-même est injecté principalement à sa périphérie. Je pratique le cathétérisme de la trompe et injecte de l'air saturé de vapeur iodée: application de teinture d'iode sur la région sternale. Les jours suivants rien de particulier à noter, l'amélioration continue, l'appétit est assez bon, l'audition meilleure.

Le 28. — Le jeune homme sort et assiste à une messe matinale. Dans la journée il se trouve assez bien pour chanter pendant plus d'une heure.

Le lendemain matin l'état de R.... est moins bon, il se plaint de la gorge, la voix est changée, l'oreille redevient sensible. A partir de 3 heures de l'après-midi, les douleurs augmentent considérablement.

Je suis appelé le 30. Nuit très mauvaise, pas un instant de repos. La douleur est violente derrière l'oreille, dans l'oreille elle-même et dans toute la tête. La région mastoïdienne est rouge, gonflée, excessivement sensible à la pression. Ces douleurs s'irradient dans la direction du sterno-mastoïdien. Pas d'appétit ni de sommeil, malgré des instillations de cocaïne dans l'oreille et du chloral à l'intérieur, la nuit suivante n'est pas meilleure.

C'est une poussée d'ostéo-périostite qui se produit dans le système mastoïdien ; elle a une marche identique à celle du début. C'est encore le pharynx et l'arrière-cavité nasale qui sont pris en premier lieu, et d'où part la poussée inflammatoire, qui gagne les cellules mastoïdiennes par la trompe d'Eustache et l'oreille moyenne.

MM. les Drs Heurtaux et Ollive sont appelés en consultation. D'un commun accord nous nous décidons à la trépanation.

1er février. — Chloroformisation, après les précautions antiseptiques d'usage, derrière le pavillon à un centimètre en arrière du conduit auditif, nous pratiquons une incision verticale de quatre centimètres de longueur, et, perpendiculaire à celle-ci, une seconde incision à l'endroit où la tumeur est le plus saillante. Les tissus sont extrêmement épaissis et gorgés de sang. Les lambeaux disséqués, nous ruginons l'os et nous l'attaquons au ciseau à froid. Le pus paraît rapidement, mais en quantité assez minime. Nous rapprochant de l'oreille, nous faisons une seconde entaille. La couche corticale est épaisse à ce niveau et ce n'est qu'après avoir traversé deux centimètres de tissu osseux, que nous voyons sortir un flot de pus crémeux et épais. La sonde cannelée enfoncée par l'orifice, pénètre facilement à quatre centimètres de profondeur.

Un lavage à l'eau phéniquée est fait avec une seringue à gros calibre : le liquide ne ressort pas par le conduit auditif. En pressant de bas en haut sur le sterno-mastoïdien, on fait sortir du pus de sa gaine infiltrée. Lavage de la plaie osseuse et cutanée au sublimé, drain, iodoforme, pansement occlusif.

2 février. — Diminution très notable de la douleur. Le jeune homme, bien que très abattu, a reposé un peu la nuit. Il y a eu des vomissements dus au chloroforme. Le pouls est bon, la température peu élevée.

5. — Amendement général, le malade ne souffre presque plus. Le pansement enlevé, il s'écoule une certaine quantité de pus par le drain et la plaie. Grands lavages phéniqués et pansement à l'iodoforme.

8. — L'amélioration n'a pas fait de progrès, faiblesse encore accentuée. Les bords de la plaie sont infiltrés et le lambeau ne montre pas beaucoup de vitalité. Douleur encore à la pression, le long du sterno-mastoïdien. Nous craignons d'être obligé de faire une contre-ouverture de ce côté.

15. — Il n'en a rien été heureusement. La douleur a peu à peu disparu. La quantité de pus sur les pièces du pansement diminue. Le jeune homme dort, mange bien, et reprend des couleurs.

Les jours suivants l'amélioration ne fait que s'accentuer, la plaie se ferme peu à peu. L'audition revient, le tympan bien qu'un peu congestionné encore, reprend bientôt son état normal.

15 mars. — Guérison complète, audition très bonne, cicatrice cruciale peu apparente.

OBSERVATION XXIV

Grippe. Otite moyenne suppurée. Méningite basilaire. Névrite optique double.
Obs. due à l'obligeance de M. le Dr Clavelin, médecin major de deuxième classe.

H..., Joseph, âgé de 22 ans, est un homme d'une bonne constitution et d'un tempérament lymphatique. A part une pneumonie à l'âge de 18 ans, il dit n'avoir jamais été malade. Sa mère est morte d'une fluxion de poitrine ; son père d'hémorrhagies occasionnées par des varices ; il a deux frères et une sœur qui se portent bien. Soldat depuis le mois de novembre 1889 au 65me de ligne, il exerçait avant son incorporation la profession de boulanger.

Le 6 janvier 1890, il est atteint d'influenza, et entre à l'hôpital mixte de Nantes le 13, avec une otite moyenne suppurée de l'oreille gauche. Il en sort avec un congé de convalescence d'un mois.

Dans les premiers jours de février, H.... est pris dans sa famille, d'une otite moyenne suppurée à droite et d'une nouvelle poussée aiguë dans l'oreille gauche, entre à l'hôpital de Vannes le 10 février et allait en sortir le 1er mars avec un congé de convalescence de deux mois, lorsqu'il est pris de violents maux de tête, de fièvre intense (40°) et de vomissements. Il perd connaissance vers le 3 ou le 4, et reste dans le coma une quinzaine de jours pendant lesquels on lui met plusieurs vésicatoires sur le cuir chevelu. Il reprend connaissance, mais continue à souffrir de la tête, à avoir des vomissements assez fréquents et quitte l'hôpital le 1er mai pour aller en congé dans sa famille, la vue qui était normale avant sa maladie, avait dit-il, baissé au point qu'il pouvait à peine se conduire ; il avait un strabisme externe très apparent de l'œil droit et de la diplopie.

A sa rentrée au corps, le 5 juillet, H.... se présente à nous et accuse une céphalalgie persistante et assez violente, localisée aux régions frontale et occipitale ; les muscles de la nuque sont légèrement contracturés et douloureux à la pression. Il y a une paralysie incomplète du nerf de la troisième paire à droite, caractérisée par du strabisme externe et de la diplopie. Les deux pupilles sont moyennement dilatées et réagissent peu à la lumière. Le malade est pris de vertiges lorsqu'il se lève : il perd facilement l'équilibre. Les muscles des quatre membres sont le siège de tremblements, de soubresauts : il existe une parésie très notable des deux bras et des deux jambes. Les vomissements sont encore assez fréquents ; l'appétit est très médiocre ; le malade a cependant pris de l'embonpoint depuis deux mois.

L'acuité visuelle est égale à 1/5 pour chaque œil : le champ visuel est contracté environ de moitié : on ne constate pas de daltonisme. L'examen ophtalmoscopique nous fait découvrir une double névrite optique. Il existe de l'hyperhémie et de l'œdème des deux papilles avec coloration rose foncée. Chaque papille proémine à un degré assez marqué et forme comme un plateau avec des bords escarpés. Les veines ont un aspect foncé et légèrement flexueux. On voit converger sur toute la circonférence de la papille d'innombrables rayons blanchâtres formés par les fibres nerveuses, mais l'infiltration est limitée à la papille.

Notre malade pris à l'infirmerie, est soumis au traitement suivant : iodure de potassium, 4 grammes par jour ; frictions quotidiennes sur les tempes avec de l'onguent mercuriel et purgatif salin tous les trois ou quatre jours.

Le 20 juillet. — Nous constatons que le strabisme externe n'est plus apparent, mais que la diplopie persiste. Les maux de tête paraissent moins intenses, mais les vomissements se montrent encore de temps en temps. L'acuité visuelle est toujours égale à 1/2 : l'état de la papille est sensiblement la même, mais les veines sont très gonflées et sinueuses, même traitement.

Le 1er août. — L'acuité visuelle est un peu supérieure à 1/2 ; la diplopie existe toujours. La papille légèrement flou, est très hyperhémiée et œdématiée : les veines sont toujours dilatées, très apparentes et de plus en plus sinueuses. La contraction du champ visuel est toujours la même ; il est réduit de moitié environ.

Insomnies : persistance des maux de tête et des vomissements qui se montrent toujours le matin au réveil. Les soubresauts musculaires sont moins prononcés, mais la parésie des quatre membres est toujours très appréciable. L'appétit reste médiocre et l'état général paraît bon. Le malade est envoyé à l'hôpital.

Nous le revoyons le 20 août ; son état ne s'est pas modifié. L'examen ophtalmoscopique du fond de l'œil est toujours le même ; les phénomènes inflammatoires de la papillite sont toujours très accusés et les papilles ne paraissent encore avoir aucune tendance à l'atrophie.

H.... est présenté le 27 août à la commission de réforme et renvoyé dans ses foyers.

En résumé, nous avons observé chez cet homme une névrite optique consécutive à une méningite basilaire. Les névrites descendantes d'origine méningitique ne sont pas très rares, et si nous relatons celles-ci, c'est uniquement pour montrer que la cause première a été la grippe épidémique. Tant d'affections ont été rapportées depuis quelques mois à l'influenza, qu'il nous a paru utile de faire connaître ce cas, dont l'étiologie grippale n'est pas contestable.

OBSERVATION XXV

Influenza. Phlegmon. Mort.

Observation recueillie par M. le Dr Sourice de Saint-Etienne de Montluc (Loire-inférieure). Communiqué par M. le Dr Poisson.

Abbé B..., 39 ans, tempérament lymphatique. Pas d'antécédents héréditaires. Pas d'affection morbide antérieure.

Le 10 février 1890. — Au moment où l'épidémie d'influenza touchait à sa fin dans la région, il est pris d'une courbature générale subite avec céphalalgie, douleur très vive dans la région lombaire, s'irradiant du côté des sciatiques. Temp. 39°.

12 février. — Point très douloureux à la partie supérieure de la région fessière, du côté droit et sur le trajet de la crête iliaque. Temp. 40°.

13 février. — Empâtement assez marqué au niveau de la partie inférieure de la région fessière s'étendant le lendemain dans la région postérieure de la cuisse. Lymphangite sur tout le trajet du sciatique.

Le 15 février. — Fluctuation au niveau de la cuisse. M. le Dr Poisson est appelé et pratique des débridements multiples qui permettent l'évacuation de deux litres de pus. Temp. 39°,8.

16 février. — Température 40°. Pas de rémission dans l'état général. Prostration très grande, qui se continue les jours suivants.

25 février. — Temp. 40°. Extension du phlegmon à la jambe et au pied. Nouveau foyer à la partie supérieure de la région fessière.

1er mars. — Incision dans ce dernier point. Il s'écoule un litre de pus environ. On constate un décollement considérable qui s'étend jusqu'au niveau de l'articulation coxo-fémorale.

2 mars. — Temp. 40°,2 Pouls 140. Légère hémorrhagie au niveau du débridement. Mort dans la soirée.

Pendant toute la durée de la maladie on n'a rien observé du côté du cœur et des organes thoraciques.

OBSERVATION XXVI

Grippe. Pleurésie purulente. Empyème.
Recueillie par M. le Dr O'Neill de Bouaye près Nantes. Communiquée par M. le Dr Poisson.

Le 20 janvier 1890. — J'étais appelé près du nommé G.... Jean, âgé de 48 ans, cultivateur, domicilié au bourg de Bouaye, qui présentait dans le moment les symptômes d'une influenza à forme surtout nerveuse : rachialgie et céphalalgie occipitale, douleur en ceinture, vive surtout au niveau des régions hépatique et épigastrique, appareil fébrile développé, température axillaire 39°,5. Pouls 112. Toux et expectoration presque nulle ; pas de phénomènes stéthoscopiques ni de troubles gastro-intestinaux.

Après trois jours de cet état le malade est pris de sueurs abondantes et les douleurs lombaires et céphaliques cessent peu à peu ; celles de la base de la poitrine du côté droit persistent avec un peu d'anxiété épigastrique. La toux a disparu. L'auscultation ne découvre qu'une légère diminution du murmure vésiculaire et quelques râles moyens dans les fortes inspirations ; pas de souffle ni d'égophonie ; vibrations thoraciques diminuées, submatité. Les derniers espaces intercostaux sont très douloureux à la pression. T. m. 37°, T. v. 38°,9. Sueurs abondantes, surtout la nuit.

Cet état se prolonge jusqu'au 25 février avec deux courtes périodes d'amélioration.

A ce moment, j'examine le malade avec un de mes confrères, qui constate comme moi un état fébrile intermittent, avec amaigrissement et dépression considérable des forces, une légère diminution du murmure vésiculaire et des vibrations thoraciques à la base du poumon droit, pas de frottements, pas de souffle, pas d'égophonie, pression moins douloureuse qu'au début dans la région hépatique : en somme, pas de signes certains d'épanchement. On institue un régime tonique et reconstituant sous l'influence duquel le malade éprouve un mieux sensible tout en gardant un aspect cachectique. Les accès fébriles disparaissent définitivement. Je cesse de voir mon client pendant un mois.

Le 13 avril au matin, je suis rappelé près de G.... que je trouve assis dans son lit, le corps légèrement penché en avant, en proie à une dyspnée considérable et n'ayant pu prendre aucun repos depuis 48 heures. — T. m. 39°, 4. Pouls à 120, petit, filiforme. Cyanose des lèvres. Le côté droit de la poitrine est dans toute sa hauteur le siège d'une matité absolue. Absence complète des bruits respiratoires, qui se perçoivent seulement un peu sous l'omoplate et sont un peu plus distincts sous la clavicule. Egophonie et souffle bronchique très marqué vers la partie moyenne du côté malade qui présente une amplication de 3 centimètres. Pas de toux.

Purgatifs, diurétiques, sulfate de quinine, larges vésicatoires.

Après cinq à six jours de ce traitement, le malade est moins anxieux, souffre moins ; mais les signes stéthoscopiques ne s'amendent pas sensiblement. Des sueurs non précédées de frissons surviennent la nuit, le thermomètre est à 37° le matin et 38°, 5 le soir. La pression dans les espaces intercostaux au niveau de l'épanchement indique un état œdémateux de la paroi thoracique.

Au bout de quinze jours de temporisation et voyant que l'état général de G.... devient de plus en plus mauvais, je me décide malgré ses craintes d'une intervention chirurgicale, à appeler mon confrère le Dr Poisson qui, après examen minutieux et ponction exploratrice, pratique séance tenante l'opération de l'empyème.

A l'ouverture de la poitrine, écoulement de 2 litres au moins de pus un peu séreux, mais de bon aspect ; application de deux gros drains adossés et lavage complet du côté malade avec plusieurs litres d'eau bouillie boriquée. Institutions de lavages semblables de 3 en 3 heures, jours et nuits.

L'empyème n'est suivi d'aucun accident. Le lendemain le thermomètre est à 37°,5 ; le malade peut dormir sans crainte d'asphyxie et au bout de 18 heures, l'appétit reparaît. A ce moment le murmure vésiculaire commence à être perçu faiblement dans la moitié inférieure du poumon droit : l'auscultation du sommet ne donne aucun signe de tuberculose.

Tout va assez bien, les forces reparaissent ; après quinze jours de traitement G... se lève, et son poids qui était de 65 kilogs avant son influenza, est alors de 51 kgr 500. Appétit soutenu, sommeil facile, absence complète de toux. La suppuration est peu abondante à chaque lavage, qu'on ne fait plus que de 4 en 4 heures. Le côté malade affaissé présente cinq centimètres de différence avec le côté sain.

Pendant le mois de juin la fistule suppure de moins en moins. Le murmure vésiculaire est perçu, affaibli, il est vrai, dans tout le côté droit. Le malade mange assez bien, ne dort pas mal et se promène un peu tous les jours. Atrophie marquée des muscles du bras droit et du côté droit du thorax.

Le 15 juillet. — Le malade pèse 108 livres ; il a récupéré 3 kgr 1/2.

Au commencement d'août, je remplace les gros tubes de drainage que j'ai dû retirer peu à peu de semaine en semaine, de façon à ce qu'ils n'aient plus en dernier lieu que quelques centimètres de longueur, par des tubes de moindre calibre, qui ne peuvent pourtant pénétrer dans le thorax à plus de trois centimètres. La suppuration est presque alors nulle, et on ne fait plus que 4 lavages par 24 heures.

Le 15 septembre. — G... pèse 110 livres. Les lavages ne pénétrant plus, les drains sont retirés et on se donne à des lavages antiseptiques dans la fistule.

Le 28 septembre. — Le malade un peu indisposé la veille, est surpris en se couchant par l'irruption brusque d'environ 50 grammes de pus très épais à travers la fistule. Le lendemain je rétablis le drainage et recommence les lavages. Mais après quelques jours la suppuration étant presque nulle et les tubes de caoutchouc mal tolérés, je les fais enlever et je cesse les injections.

Jusqu'au 15 octobre le malade paraît définitivement guéri. A cette date l'ouverture de fistule froncée et déprimée entre les côtes ne permet plus l'introduction d'un stylet de trousse. Cependant le lendemain une collection purulente moins abondante que la précédente apparaît brusquement de nouveau, soulevant et décollant la peau à l'orifice de la fistule. La cicatrice est rompue par un flot de pus épais et crémeux. Je replace deux petits drains, qui ne pénètrent pas plus que les précédents. Ce rétablissement est très douloureux et la région malade très sensible à la pression.

L'observation que nous venons de citer s'arrête là. Il ne nous a pas été possible d'avoir d'autres détails sur la marche ultérieure de la maladie.

OBSERVATION XXVII

Grippe. Ovariotomie. Mort.

Cette observation et les suivantes ont été citées par M. Verneuil dans la séance du 19 août 1890, à l'Académie de médecine (1).

X..., 20 ans, vigoureuse, exempte de toute maladie constitutionnelle, entre à l'hôpital le 27 janvier 1890. Depuis un accouchement qui remonte à trois ans, une rétroversion douloureuse rend presque tout travail impossible : de plus, dans le cul-de-sac postérieur, l'ovaire gauche kystique, du volume d'une mandarine, est le siège de douleurs continuelles.

M. Jeannel se propose d'enlever cet ovaire et au besoin de faire l'hystéropexie pour corriger la rétroversion. L'opération est fixée pour le 7 février, quelques jours après la cessation des règles. Mais le 1er février, grippe très nettement caractérisée avec fièvre, lassitude, inappétence, céphalalgie, coryza, mais sans symptômes thoraciques ni intestinaux, ni nerveux. L'accès dure quatre jours : le rétablissement est rapide et semble complet, de sorte que l'opération qui avait été ajournée, paraît pouvoir sans inconvénient être pratiquée le 14 février.

Elle fut d'une facilité extrême, et dura à peine trente minutes. Les deux ovaires étant kystiques furent enlevés ; on ne fit point la fixation de l'utérus. L'antisepsie avait été rigoureuse : aucun incident notable n'était survenu : le péritoine avait été lavé avec 4 litres d'eau bouillie. Bref, tout avait été si simple, que le succès ne faisait l'objet d'aucun doute.

1. Pour les autres observations, voir : *Bulletin de l'Académie de Médecine* 6 mai et 19 août 1890 ; et les thèses de doctorat de MM. Jarre et Lehmann, mars et juillet 1890.

L'avenir devait malheureusement démentir ce pronostic.

Le soir, calme parfait, nulle souffrance, pas de vomissements, pouls à 60 : température 36 degrés. Nuit bonne, malgré deux ou trois vomissements, qu'on attribue au chloroforme.

Le lendemain 15, la face est rouge, les yeux brillants ; pouls à 120 ; température, 39 degrés ; langue humide, un peu saburrale : ni vomissements, ni nausées ; ventre souple, indolent, sauf en un point très circonscrit voisin de l'ombilic. Le soir, même état local et général : cependant la fièvre est un peu plus forte : 140 pulsations : température 39°,2 : lassitude générale, céphalalgie sous-orbitaire : quelques paroles incohérentes, miction spontanée facile.

Le 16. — Point de changement; quelques irrégularités dans le pouls, qui reste à 140, avec 39°,3 de température : délire passager.

Une purgation et un lavement laxatif amènent des selles abondantes. Le ventre est toujours souple et sensible, seulement au niveau de la plaie. Urines normales.

Le 17 et le 18. — La situation ne change pas, la fièvre continue, mais les symptômes abdominaux manquent toujours.

Le 19. — Cinquième jour, pour la première fois, la tisane et le bouillon sont vomis et le ventre se ballonne un peu, sans être douloureux cependant : un lavement procure des évacuations.

Dans la nuit, délire et agitations extrêmes.

Le 20. — Les vomissements et le gonflement du ventre ont diminué; mais la face se grippe, les joues se creusent, le délire continue, avec trismus et contraction des membres. La malade meurt à six heures du soir.

A l'autopsie, le ventre est ballonné, mais la cavité péritonéale ne renferme ni liquide, ni fausses membranes ; les anses intestinales fortement distendues ont leur couleur normale ; elles n'ont contracté aucune adhérence, ni entre elles ni avec le péritoine pariétal, tout à fait sain lui-même, sauf sur le trajet de l'incision où se voient quelques vascularisations. Epiploon non épaissi et seulement un peu congestionné, aucune lésion dans le petit bassin ; les ligatures des pédicules ovariques sont en place.

OBSERVATION XXVIII

Anévrysmes poplités opérés. Grippe. Congestion pulmonaire. Mort.

Un homme de soixante ans, vigoureux, gai, bien portant, présente deux anévrysmes poplités, l'un à droite, très volumineux, l'autre à gauche, de plus petites dimensions. L'anévrysme droit est extirpé le 16 novembre. Incision de 20 centimètres, réunion immédiate sans drain. Tout va à souhait. On note comme unique accident une eschare du diamètre d'une pièce de 2 francs à la partie inférieure et externe de la jambe.

Le 2 décembre. — Attaque de grippe, avec broncho-pneumonie, qui ne paraît retentir en aucune façon sur le membre opéré. L'articulation du genou est souple, indolente et mobile. L'eschare n'est point encore détachée. Le malade guérit de la grippe, mais reste faible, maigrit, tousse, dort mal et manque d'appétit.

Le 16 janvier. — Il paraît cependant assez valide pour qu'on attaque l'anévrysme gauche. L'opération beaucoup plus simple et plus rapide, consiste uniquement dans la ligature de l'artère poplitée au-dessus du sac. La réunion primitive est obtenue facilement.

Neuf jours après, le 25, congestion pulmonaire, fièvre, excitation cérébrale, gonflement douloureux du genou droit. Mort le 27, quarante-huit heures après.

Autopsie. — Hépatisation grise des deux tiers inférieurs du poumon gauche.

Le dernier foyer opératoire, genou et creux poplité gauches, absolument intacts. Du côté droit, opéré le 16 novembre, creux poplité sain, mais arthrite purulente du genou : puis le long du tronc tibio-péronier, fusée purulente rejoignant l'eschare de la partie inférieure et externe de la jambe.

OBSERVATION XXIX

Grippe. Lymphangite. Néphrite. Guérison.

M. X..., trente-deux ans, cultivateur, d'une bonne santé habituelle, fut atteint, au commencement de février 1890, d'une attaque de grippe, caractérisée par des phénomènes de catarrhe assez légers et passagers, suivis d'une grande dépression physique.

La convalescence commençait et les forces renaissaient, lorsque, le 19 février, il se piqua peu profondément avec une aiguille à la première phalange de l'index droit. Souffrant cruellement de cette petite blessure, il vint, deux jours après, me montrer au point piqué une eschare de diamètre d'une pièce de 50 centimes. Je pensai tout d'abord à une pustule maligne ; mais l'examen attentif de la lésion, son origine et l'absence de tout gonflement et de toute adénopathie épitrochléenne et axillaire, me fit rejeter cette hypothèse.

Une incision profonde dépassant largement les limites de l'eschare donna seulement issue à quelques gouttes de liquide épais et grisâtre.

Les jours suivants, la gangrène envahit toute la face antérieure et externe de la phalange jusqu'à la commissure du pouce.

Les urines examinées à ce propos, ne renfermaient pas de glycose.

Le 27. — On ouvrit un abcès de la paume de la main.

Le 2 mars. — Survint une ymphangite de l'avant-bras, qui dura quatre jours.

Les eschares se détachent et les plaies ayant bon aspect, je cessai de voir le malade ; mais vers le 20, une nouvelle poussée de lymphangite s'était déclarée, suivie d'un abcès profond de l'aisselle, pour lequel je fus rappelé le 2 avril. Je pratiquai une incision qui, le 10, était réduite à un petit pertuis, lorsque sans cause appréciable, sans hématurie ni douleurs lombaires, survint soudainement un anasarque généralisé, avec œdème pulmonaire, et présence dans l'urine d'une grande proportion d'albumine non rétractile.

Pour comble de malheur, les parents du malade jugèrent à propos de substituer au pansement antiseptique appliqué sur la petite plaie axillaire le vulgaire cataplasme. C'est pourquoi le 14, appelé dans la nuit, je trouvai le malade en proie à un violent accès fébrile avec frisson, 136 pulsations et 40°,3 de température, le tout produit par un érysipèle qui, parti de l'aisselle, avait gagné le moignon de l'épaule et la fosse sus-épineuse. Les applications d'ouate hydrophile imbibée d'une solution de sublimé au centième et les pulvérisations avec la même solution arrêtèrent rapidement l'extension de l'érysipèle et firent tomber la fièvre.

La guérison s'effectua bientôt et l'albumine elle-même avait disparu avant la fin du mois.

CHAPITRE IV

Il n'est peut-être pas sans intérêt de rechercher quelles ont été les portes d'entrée par lesquelles les agents pathogènes ont pu envahir nos tissus et produire les diverses complications que nous avons observées.

Un point qui semble incontestable, c'est le rôle joué par le poumon dans l'infection de l'organisme. L'absorption pulmonaire pouvant se faire sur une surface considérable, au travers d'un épithélium très fin, doit tout naturellement être mise en cause pour expliquer l'extension épidémique de certaines maladies. Aussi Petenkofer admettait-il même pour des maladies comme le typhus et le choléra, que les germes de ces affections étaient absorbés par le poumon, pour passer de là dans le sang, et ensuite dans l'intestin. Pourtant Wyssokowitch et Arnold n'ont jamais pu constater la pénétration des microbes à travers l'endothélium intact des alvéoles pulmonaires. Nous avons relaté plus haut les expériences de Buchner qui sont en contradiction avec celles des observateurs précédents. L'imperméabilité de la muqueuse pulmonaire n'est donc pas absolue ; et si l'on s'en rapporte à l'histoire de la tuberculose, pour laquelle, du moins, la pénétration pulmonaire directe semble nettement établie, on ne pourra s'empêcher de regarder l'arbre bronchique comme donnant accès dans une large mesure aux agents pathogènes venus de l'extérieur. Les cas nombreux de pneumonies, de broncho-pneumonies et depleurésies, qui ont été recueillis de tous côtés par les observateurs et dont nous avons exposé quelques exemples, en sont une preuve évidente.

Un autre point de l'économie, qui ne le cède en rien en importance au précédent, c'est l'arrière-gorge et les amygdales.

L'arrière-gorge est tapissée de nombreux follicules lymphatiques, les uns dispersés dans la paroi postérieure du pharynx, les piliers du voile du palais et la face dorsale de la langue, les autres réunis en masses plus ou moins considérables, formant les amygdales ou tonsilles, les amygdales palatines et l'amygdale pharyngienne ou de Luschka : de sorte qu'on peut assimiler cet arc brisé, à un vaste ganglion lymphatique étalé, selon l'expression du Dr Jeanselme.

Ce lac lymphatique n'est séparé de la cavité pharyngienne que par une mince membrane qui présente de nombreux replis propres à augmenter la surface absorbante. Dans toutes les cryptes et lacunes qu'offrent les amygdales, il se dépose souvent une matière grasse, opaque, jaunâtre, et si l'on ajoute à cela l'humidité, la chaleur, la stagnation, on aura réalisé un excellent milieu de culture.

Parmi les nombreux micro-organismes que l'on y rencontre, on peut citer le staphylocoque et le streptocoque, le pneumocoque de Frankel, différentes espèces de bactéries septiques, et le bacillus crassus sputigenus, dont les cultures renferment une substance très toxique.

Sans doute, beaucoup de ces hôtes semblent inoffensifs, et peuvent vivre en parasites pendant longtemps sans aucun inconvénient pour celui qui les porte. Mais il n'est pas de même pour tous et quelques-uns sont certainement pathogènes. Ceux-là sont donc placés sur le seuil de l'organisme prêts à profiter de la moindre ouverture pour pénétrer dans la place. Que la mince barrière qui leur est opposée vienne à céder sur un point, et aussitôt les accidents infectieux se manifesteront.

Aussi a-t-on noté souvent dans le cours de la dernière épidémie de grippe des manifestations inflammatoires du côté du pharynx et des amygdales.

Le type abdominal qu'a affecté la grippe chez beaucoup de malades, nous invite à chercher si le tube digestif n'a pas été assez souvent le point faible dans la résistance de l'organisme contre l'agent infectieux. En temps ordinaire bien des microbes sont amenés accidentellement au contact de nos épithéliums, soit par les aliments solides, soit par les boissons, mais ils ne peuvent les franchir qu'à l'aide de certaines conditions préalables : ainsi en est-il du bacille d'Eberth de la fièvre typhoïde.

Les parois intestinales jouissent comme les ganglions du pouvoir d'arrêter certains agents infectieux. Lors même qu'elles sont envahies, dans le passage à travers la muqueuse, les microbes sont poussés par les leucocytes jusqu'aux follicules clos. Ils peuvent y subir un temps d'arrêt suffisant pour que ceux-ci les digèrent. Mais chez les malades qui ont un estomac habituellement dilaté, ne secrétant qu'un suc digestif pauvre en acide chlorhydrique, insuffisant pour détruire les microbes au passage, ou chez lesquels une influence extérieure a créé un trouble de nutrition des tissus, l'infection se réalise.

Il est probable cependant que cette voie d'intoxication n'a pas joué un grand rôle dans l'étiologie des complications grippales. La pénétration par les amygdales et la muqueuse pulmonaire rend très bien compte des accidents observés.

Enfin nous devons signaler comme dernières causes possibles, les traumatismes accidentels ou chirurgicaux qui se sont produits dans le cours de l'épidémie.

Dans sa thèse parue au mois de mars 1890, M. Jarre, sur la foi de MM. Peyrot et Berger, écrivait : « On n'a pas observé de modifications du côté des plaies simples ou des amputations récentes, alors que les malades qui en étaient porteurs ont été atteints par la grippe. Il n'y a donc pas eu de ce côté tendance à la suppuration plus marquée qu'à toute autre époque de l'année. En un mot, les maladies chirurgicales se sont comportées chez les gens grippés comme en temps ordinaire. »

Ces assertions n'ont pas tardé à être contestées. L'épidémiecontinuant à sévir et les observations se multipliant, M. Verneuil fit à l'Académie de Médecine au mois de mai et d'août 1890, des communications intéressantes sur la grippe envisagée au point de vue chirurgical. On y voit que chez une dame X..., opérée du sein, alors qu'elle était encore sous l'influence de la grippe, il survint une pyohémie tardive à laquelle elle succomba treize jours après l'opération.

Les observations de M. Trélat sont en concordance avec celles de M. Verneuil. Le premier avait observé à la Charité, après les opérations, une lenteur remarquable de la séparation, un arrêt de la cicatrisation plus ou moins prolongé, des élévations brusques de la température, avec des plaies en bonne voie de guérison.

M. Demons de Bordeaux rapporte que pendant la durée de l'épidémie, les plaies dans les salles d'hôpital marchaient lentement, irrégulièrement, et suppuraient plus souvent et plus abondamment.

Dans un cas la grippe aurait provoqué la suppuration d'un kyste de l'ovaire. Dans deux autres cas il survint à la suite de l'opération des complications pulmonaires qui emportèrent les malades.

Il ne semble donc pas douteux, d'après les exemples rapportés plus haut, que les traumatismes aient une action directe sur la marche de la grippe, soit en donnant accès aux agents infectieux, soit en rappelant des accidents qui semblaient avoir disparu d'une façon complète.

CONCLUSIONS

1° L'agent pathogène de la grippe dont l'existence paraît certaine, nous est inconnu.

2° L'aspect clinique de la maladie a été très variable, et s'est manifesté par trois formes principales : les formes nerveuse, abdominale et thoracique, auxquelles on peut ajouter la forme cardiaque.

3° Les complications suppuratives déjà signalées dans les épidémies anciennes, ont été plus fréquentes dans celle 1889-1890.

Elles ont atteint presque tous les tissus de l'organisme, et spécialement, le poumon, les plèvres, l'oreille moyenne, le rein, le cœur, le péricarde, les méninges, le péritoine, les articulations, les muscles, les os, le système lymphatique et le tissu conjonctif.

4° Les recherches histologiques n'ont découvert comme causes de la suppuration que des microbes vulgaires : le streptocoque, le staphylocoque, le microbe lancéolé et le pneumocoque.

5° Le point de départ des complications semble avoir été une dépression du système nerveux ayant entravé la phagocytose, et placé l'organisme dans un état d'infériorité vis-à-vis des agents pathogènes.

6° Des faits exposés il résulte au point de vue pratique, que l'antisepsie doit porter sur la bouche, les amygdales et le tube digestif, c'est-à-dire être à la fois locale et générale. Elle sera préventive, et le médecin traitant n'attendra pas pour la pratiquer, l'apparition de symptômes annonçant une complication dans la marche de la maladie.

Les interventions chirurgicales devront être réservées en temps d'épidémie, et ajournées chez les individus atteints.

Dans tous les cas, les traumatismes chirurgicaux ou autres, devront être entourés de soins antiseptiques encore plus rigoureux que ceux employés dans un état sanitaire satisfaisant.

INDEX BIBLIOGRAPHIQUE

ANTONY. — Société médicale des hôpitaux, 14 février 1890.

ARNOLD. — Recherches sur l'inhalation et la métastase des poussières. Leipzig, 1885.

G. BANTI. — Sur la destruction des bactéries dans l'organisme. Archivio p. l. scienze mediche, t. XIII, n. 9, 1888.

H. BIDON. — Etude clinique de l'action exercée par la grippe de 1889 sur le système nerveux. Revue de médecine, 10 août 1890.

BOUCHARD. — Congrès de Berlin, août 1890.

BROCHIN. — Art. Catarrhe du Dictionnaire Encyclopédique des Sciences Médicales.

BRUN (H. DE). — La fièvre dengue en 1889. Revue de médecine, 10 janvier 1890.

BUCHNER. — Sur les conditions du passage des microbes dans l'air et sur leur inhalation. Aertzl. Intelligenzbl., n. 12, 13, 14, 1888.

Sur la preuve expérimentale de l'absorption des microbes infectieux par les voies respiratoires. Munch. med. Wochenschr., 1888.

Bulletin de l'Académie de médecine. Séance du 17 déc. 1889.

CHANTEMESSE ET WIDAL. — Annales de l'Inst. Past. Février 1888.

CHAUVEAU. — Sur le mécanisme de l'immunité. Février 1888.

P. DUFLOCQ. — Des variétés cliniques de la grippe à Paris. Revue de médecine, 10 février 1890.

EMMERICH. — Arch. für hygiene, VI, 1887.

EMMERICH ET E. DI MATTÉI. — Destruction des bacilles charbonneux dans l'organisme. Fortshr. d. med., 1887.

Flugge. — Etude sur l'atténuation des bactéries virulentes et l'immunité acquise. Zeitschrift für hygiene, t. IV.

Freudenreich (E. de). — De l'antagonisme des bactéries et de l'immunité qu'il confère aux milieux de culture. An. de l'Inst. Past., avril 1888.

Garré. — Sur les antagonismes entre les bactéries. Correspondenz blatt. f. sch. aertzhe, 1887.

Huchard. — Cliniques de l'hôpital Bichat, février 1890.

Jaccoud. — Cliniques de l'hôpital de la Pitié, février 1890.

Jarre. — De quelq. complic. supp. de la grippe. Th. de Paris, 1890.

E. Jeanselme. — Gaz. des hôpitaux, 25 janvier 1890.

Lehmann. — Contrib. à l'étude des manifest. septicém. et pyomé. dans la grippe. Th. de Paris, 1890.

Ménétrier. — Grippe et pneumonie. Th. de Paris, 1887.

Metchnikoff. — An. de l'Inst. Past., juillet 1887. Virchow's archiv., 1887. Sept. et déc. 1888.

Muskatbluth. — Nouvelles recherches sur l'infection par les poumons. Centralbl. f. Bakt, 1887.

Ozanam. — Hist. med. générale et parti. des maladies épidém. contag. et épizootiques.

Pavone. — Sur la concurrence vitale du bacille de la fièvre typhoïde et du bacille du charbon. Giorn. Interna. IX.

Roux et Chamberland. — An. de l'Inst. Past., déc. 1887, août 1888.

Semaine médicale, février 1890.

Tchistovitch. — Des phénomènes de la phagocytose dans le poumon. An. de l'Inst. Past., juillet 1889.

Tueffert. — La grippe et ses complications. Bull. de l'Acad. de méd., 28 janvier 1890.

Verneuil. — Bull. de l'Acad. de méd., 6 mai et 10 août 1890.

Wyssokowitsch. — Sur le sort des microbes injectés dans le sang. Zeitsch. f. hyg., 1888.

Imprimerie de l'Ouest, A. NÉZAN, Mayenne.

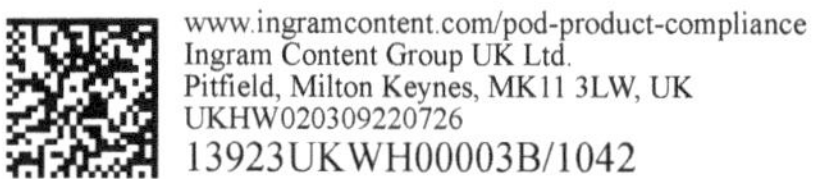
www.ingramcontent.com/pod-product-compliance
Ingram Content Group UK Ltd.
Pitfield, Milton Keynes, MK11 3LW, UK
UKHW020309220726
13923UKWH00003B/1042

9 782016 156476